Mamma er en gåte

Når kroppen angriper seg selv

Anita Kåss and Jørgen Jelstad

自己免疫疾患の謎

アニータ・コース＋ヨルゲン・イェルスター　中村冬美＋羽根由 訳

青土社

自己免疫疾患の謎　目次

自己免疫疾患の謎

序章

私は、床に引かれている線を見つめていた。

「ここに立って、名前を呼ばれたら、ステージに出てください」

この場所に案内してくれた男性がそう言った。やけに大きなヘッドフォンで他のスタッフとやりとりをしながら、私を落ち着かせようと、笑いかけてくる。テレビスタジオの両端の階段状になった観客席は、天井まで続いている。スポットライトがつくと、観客のおしゃべりが止んだ。拍手の音が響いてきて、間もなく私の出番だと分かった。

ひどく場違いなところにいるような気がする。できれば研究室で本や論文に囲まれていたり、病院の立派な顕微鏡で試料を研究していたかった。これから私は、北欧で一番有名なトークショーに出演する。そして、三〇〇万人もの視聴者がそれを見るのだ。私はなんでこんな場所にいるのだろう？

この一週間は目まぐるしく過ぎた。記者たちが取材をしようと、ひっきりなしに電話をかけてきた。しまいには、それに対応するために、夫が秘書の役割をかって出てくれた。私には、全ての依頼に応える余裕なんてなかった。こんな風に私の人生や仕事、何年もかけた必死の研究について、だれかに話して聞かせることなんてなかった。記者たちは、それぞれ何度も同じことを聞きたがった。薬のこと、お金のこと、そして母のこと。

拍手が鳴り止んだ。何メートルか先の円形のステージで、笑顔の司会者が一息吸い込んでから、カメラの方をまっすぐに見て言った。

「ノルウェーのある小さな病院で、ひとりの研究者が、関節リウマチに効く、ひょっとしたら乾癬や多発性硬化症や他の病気にも効果があるかもしれない治療法の開発に、取り組んできました。先週、その（研究の）権利が八億クローネ（約九五億円）で売却されたことが、大きく報道され、話題になりました。お迎えしましょう。アニータ・コース博士です！」

これまで生きてきて、こんなにも緊張したことはなかった。

転んだらどうしようと思いながらステージに向かって数歩進んだ時、身体の中ではアドレナリンがほとばしっていた。強いストレスを感じるような状況では、だれでもなんとも言えない不快感を覚えるものだ。汗をかき、身体が震えることがあるかもしれない。気分が悪くなったり、寒気を感じたりする人もいるだろう。自分にはコントロールできないことが起こると、気分や言動、自意識にすら影響をおよぼすのだ。この心地悪さを引き起こしているのは、体内のメッセンジャー、つまり活発に作用するいろいろなホルモンだ。ホルモンは体中の細胞に影響をおよぼす。細胞は私たちの生命を保ってくれる、何十億もの頼もしい兵士、つまり軍隊だ。

体内の兵士たちは、毎日戦いに身を投じる。前進し、戦い、勝利し、死んでいく。最後の一息まで恐れ知らずで、忠実だ。顕微鏡の下にいる細胞を見つめ、この英雄たちの世界をのぞいてみると、ひとつひとつに特殊な能力があり、格好いい衣装を身に着けている。地球上で最も洗練された死の罠、それが免疫システムだ。

身体には、たくさんのシステムがある。口、食道、胃、それに腸といった消化器系は簡単に思い浮かぶ。心臓を中心として血管網が張り巡らされた循環器系もそうだ。それに脳と、分岐した神経繊維で構成されている神経系。こういったシステムはどれも、指を差して「そこにある」ということができる。しかし免疫系の軍隊は、体内のどこに配備されているのだろう？

どこにでも、がその答えだ。この防衛軍は未知の侵入者の攻撃から私たちを守るため、王国である身体を縦横無尽に遊走〔細胞などが生体内のある場所から別の場所に移動すること〕する。この王国の中には、生きるのに必要なものが全て揃っている。エネルギー生産、廃棄物処理、インフラストラクチャー、輸送機関、情報伝達の手段、細胞の産室。人として日々生きていくためには、体内にいる何十億もの住民による絶え間ない努力が必要なのだ。

身体とは敵に取り囲まれている、平和な国のようなものだ。潜在的には、異物は全て敵の可能性がある。そのため人の体内には、大変厳しい訓練キャンプで戦いに備えている兵士たちの、士官学校がある。試験に合格できるのは、本当に優秀な者だけ。兵士たちは外界との境をパトロールして、未知の侵入物を見張っている。大規模な登録簿と照らし合わせて侵入物を確認し、それがどのような物質で、体内に入れても安全かどうかを検査している。

この兵士とは、免疫システムの中にいる細胞、つまり白血球だ。

兵士は身体中をパトロールしているが、軍隊の大部分は限られた領域や臓器に控えている。訓練キャンプは骨の内部、つまり骨髄と、胸腺という名の心臓の真上にある、小さな臓器の中にある。見張り役は身体中に広がっている何百ものリンパ節で、リンパ管によって互いに結合している。血管が国全体に延びる車道なら、リンパ管は歩道といったところだろうか。

しっかりした警護体制があっても、突然何かが侵入してきて、国境警備や見張りの傍をすり抜けてしまうことがある。突然バスの停留所で火事が起こるか、または浄水場の方で爆弾が破裂するかもしれない。首都内の住宅地に、過激派テロリストが大勢押し寄せるかもしれない。地域部隊は侵入をくい止めるため、すばやく反撃を開始する。警報が鳴り響き、特殊部隊はとどめを刺そうと殺到する。戦いが終わると、住民は戦場の修復と清掃を行う。このようにして、おおむね以前と同じように、命は続いていく。ただし、いつもそうなるとは限らない。

本書で私は、驚異的な免疫システムの機能と、このシステムの歯車が狂うとどのような事態をもたらすのかを、説明していこう。つまり、身体を守ってくれる兵士が、人生を長く続く悪夢に変える可能性もあるということだ。最悪の場合は死をもたらす。細胞が、彼らの命を保っている肉体を、完全に破壊するのだ。

身体が自分自身を攻撃する時、私たちはその現象を自己免疫疾患（autoimmune disease）と呼んでいる。Autoには自己という意味がある。免疫システムが「自分自身」を攻撃するようになる。関節リウマチ、乾癬、多発性硬化症、1型糖尿病、シェーグレン症候群、セリアック病、炎症性腸疾患、関節硬直などは自己免疫疾患の例だ。挙げれば他にもまだまだあり、体内の兵士たちが、致命的な失敗をしたことと関係する疾患は一〇〇個以上ある。

あなたが友人を一〇人夕食に招待したら、統計的にはその内のひとりは、自己免疫疾患にかかっていることになる。もし一〇〇人の客が集まる結婚式に参列したら、その内のひとりは関節リウマチを患《わずら》っているだろう。また、もしフェイスブック上で友達が一〇〇〇人いたら、ひとりかふたりは多発性硬化症にかかっているかもしれない。

もしあなた自身がそういった疾患にかかっていたとしても、たぶん家族や友人の中で、罹患しているのはあなただけではないはずだ。免疫疾患は、そのくらい一般的な病気なのだ。自分自身がかかっていなかったとしても、誰かこういった病気に悩まされている人を知っているはずだ。世界中では何千万人もの人が、免疫システムの狂いによって生じた病気を何年も抱えながら生きている。七〇歳に満たない人々の、重大な死因のひとつで、特に女性に多い。

政府にとっては、医療関係予算の中でも、かなり大きな支出項目である。患者にとっては、多くの場合、待っているのは苦難に満ちた人生だ。

身体がどうして自分自身を攻撃するのかは、医学界でも大きな謎のひとつである。それはいってみればお母さんの病気の謎。子どもの時からずっと、私が解きたかった謎。これが、母と同じように苦しむ人々にもっと楽な人生を与えたいという、自分の願いを叶えるための、長い旅の出発点だった。

始まり

「人生には耐えられないようなこともあるけど
そんなことでくじけちゃダメだよ」

「ピンチをぶっ飛ばせ」

ポール・マッカートニー、一九四二年、リバプール市のウォルトン病院で誕生

母は窓を伝って流れ落ちる、一〇月の雨を見ていた。お腹をなでる。今夜かしら？　母は父を見て、ほほ笑んだ。リバプールで、まもなくふたりの医師が、新しい生活を始めようとしていた。家族がひとり増えるのだ。

ふたりはドアを開けて、ウォルトン病院の赤レンガの建物へと向かった。出産は、精神科医である父の日常とは、かけ離れていた。父が患者に見せる、おずおずとした笑顔にも、どこか緊張が漂っている。苦悩と不安、苦痛、笑顔と涙、一生涯のうちの数時間に、すべてが凝縮されている。ところが、母の身体の中では、思いもよらない異変が起ころうとしていた。

私は一九七九年のある月曜日に生まれた。母も父も、これが何年も続く苦難の始まりだとは、思ってもみなかった。

ふたりが結婚して、まだ一年しか経っていなかった。父がまだ母国のインドにいた頃、家族が新聞

の婚活用広告に載っていた、ひとりの女性に目をとめた〔インドでは、新聞に適齢期の男女が結婚相手を探すための婚活広告欄があり、そこに写真と自己PRを載せる〕。兄弟と共に父は、女性についてもっとよく知ろうと、何百キロメートルも離れた産業都市カーンプル〔インドのウッタル・プラデーシュ州の都市〕へ出かけていった。父と兄弟が会ったのは、医師免許を持つ、色鮮やかなサリーに身を包んだひときわ美しい女性だった。それが母だ。たった一度の出会いの後、ふたりは父の故郷のチャンディーガル〔インド北部の都市〕で結婚した。

同じ年、父と母はトランクに荷物をまとめ、イギリスのリバプールへ移住する。より良い未来を望む、高学歴のインド人が、こうやって旅立っていくのはよくあることだった。父が勤め始めたウィストン病院のすぐそば、レインヒル地区に、小さな家が見つかった。母はリバプール大学王立病院で、病理医の職を得た。そこで日々、がんの試料を検査したり、また必要に応じて解剖室で研究をしたりして過ごしていた。母が妊娠するまでに、長くはかからなかった。

ふたつの細胞が結合し、ひとりの人間になるように発達し始める時、身体があるシステムを抑制する。免疫システムだ。体内をパトロールしている免疫細胞は、彼らの警備区域に異物が現れると、即座にそれを感知する。成長する胎児は、侵入者、つまり敵だと見なされる可能性がある。

身体の防御体制は、何百万年もかけて、脅威となり得るもの全てに襲いかかるように発達してきた。私たちが生き延びてきたのは、それでもなお、母親が遺伝子的には異物である子どもを胎内に宿すことができたからだ。これは、妊娠の免疫学パラドックスだ。実際のところ免疫システムは、妊娠とは両立しない。しかし、何かが胎児をそうっとしておくように、命令している。こういったきめ細かく調整された抑制機構がなかったら、私たちは誰ひとりとして生まれてこられなかった。研究者たちは五〇年以上、妊娠の九ヶ月の間に何が起きているのかを解明しようとしてきた。それでも妊娠中に女性の身体がどのように免疫細胞を抑制するのか、答えが全て出ているわけではない。

このパラドックスを手がかりに、自己免疫疾患が発症する理由を解明できるのではないだろうか？母の身体ではちょうどこの時、妊娠と出産によって、免疫システムに狂いが生じ始めた。死に至ることもある、激しい苦痛を引き起こす自己破壊の連鎖は、何が引き金となるのだろう？

出産の六週間後、指の痛みがあまりにも激しくなって、母は私を抱いていることもできなくなった。九ヶ月後、ふつうの生活に戻ろうとしていたところで、免疫システムがブレーキをかけた。キラー細胞が活性化し、ホルモンの風向きが変わった。

正常機能に戻る最中で、なにかの歯車が狂い、そのことが破壊の連鎖反応を誘発した。

その症状は年ごとに身体を蝕《むしば》んでいき、指やつま先は見る影もないほどに曲がってしまった。ひどい倦怠感のせいで母は寝たきりになり、立ち歩くことができなくなった。ゆっくりと身体が衰弱していく。母は関節リウマチにかかっていた。免疫細胞が混乱し、身体の健康な部分を未知の敵だと勘違いしてしまうのだ。彼らは身体の生命維持に必要な防衛システムの中にいた、反逆者だった。

クリスマスが近づく頃には、母は私が泣いている時にも、抱っこを他の人に任せなければならなくなった。そのうち良くなるだろう、と父は言った。けれども声には不安が見え隠れしていた。母は医師だったから、この時にはもうすでに、自分はなにかの重病なのだと怯えていたことだろう。生まれたばかりの娘を育てる、無限の愛に満ちていたはずの生活が、病気が影を落とす暗い人生へとひっくり返ってしまうことも、やがては娘の方が自分の世話をするようになることも、分かっていたに違いない。

私には弟も妹もできなかった。成長するにつれ、母は私の目の前で、だんだんに衰えていった。

母に触れること

私は母が痛くないように、その異様に膨れ上がった指の上に、そうっと自分の手を重ねる。小鳥のひなを、包みこむように。私たちは近所を少しだけ、ゆっくりと散歩した。けれども私のお母さんは、他の子のお母さんのようには歩けなかった。足取りは重く、走ったりふざけあったりすることもない。なにもかもが、スローモーション映画のようだった。けれどもこれが母との最初の思い出だ。

一九八〇年代、イギリス北西部のリバプールは、工場や港湾作業の労働市場の衰退にさらされていた。景気は冷え込んでいたが、地元のリバプール・フットボール・クラブは黄金期を迎えており、ファンたちの心のよりどころだった。働ける年代の、七人にひとりが失業していた。お金は多くの人にとって、常に頭痛の種だ。けれども私たち一家を日々悩ませていたのは、経済的な問題ではなかった。まず頭に思い浮かぶのは、病気だった。

八歳の時、私たちはウォルトンの近くから、街の反対側のブランデルサンズにある、かなり大きな家に引っ越した。

「お母さんには、もっと広い家の方がいいからね」

周りの人が言った。新しい家で母は、居間の大きな窓の傍で、見張りでもしているように椅子に座っていた。そこにいるか、ベッドにいるかのどちらかで、ほかの場所にいることはめったになかった。病気が重く、辛くても、母はいつも私に優しかった。かけてくれる言葉はわずかでも、愛情を込めて接してくれた。

学校に行き、真面目な生徒でいることと、その後は家に帰って、優しい娘でいること。私の子ども時代にあったのは、このふたつだけだ。毎日朝になると、私は、ウィータビックスというシリアルの入ったボウルを持って、まだ暗い寝室に入っていく。そこでは母がうつらうつらしている。冷たいミルクが、ぴしゃぴしゃと音を立てる。

「おはよう」

母が起きていたら、そっと声をかける。ベッド脇のテーブルに、静かにボウルを置く。母の調子が良い日には、わずかに微笑んでくれることもある。皮膚は、今にも破裂しそうな風船のように、透き通っていた。両ももには、ヤスデの体のような、傷跡が残っている。両膝には人工関節を入れていた。つま先は、誰かが外に向かって折り曲げたような、不自然なV字型になっていた〔外反趾のことで、関節リウマチに頻発する症状〕。母が居間や、また別の部屋に座っているとき、私はいつも様子を見ていた。つま先は特にデリケートな部分だった。誰かがうっかり触れてしまうと、母は痛みに体をよじらせるのだ。

学校から帰ると、私はその足で、また母の部屋に行く。ぱりぱりしていた、固形のウィータビックスが柔らかく湿っていて、おかゆみたいになっている。口腔内の傷のせいで、何を食べても紙やすりをかけたように痛みが走るので、母はほとんどまともに食事をすることもできなかった。その柔らかくなった塊《かたまり》を、私が台所に戻す。昨日も今日も、同じ失敗で終わっていた。

母は、ひとりで寝ていることができなかった。父がひとりでゆっくり寝られるように、私が母の隣のベッドで寝ることもあった。私と父は夜中に起きて、床ずれができないように母の体位変換を介助した。日を追うごとに痩せていく母の身体を、手を使ってそうっと移動させる。うまく持てなかったり、手に力が入ってしまったりすると、母は苦痛で小さくうめき声をたてる。

薄暗い寝室に入っていくと、ベッド脇に細い腕がぶら下がっていた。その腕は、赤く膨れ上がった指の関節に続いている。指は白鳥の首のように固まっていた。


父は厳格だった。幼いうちから、学校で良い成績を取ることがどれだけ大切かを、教え込まれた。勉強を教えることが、彼なりの、娘を気遣う方法だったのだ。三歳の時にはもう、父から読むことを教わっていたので、学校ではいつもクラスの成績優秀者のひとりだった。父に喜んでもらう方法は、それしかないと分かっていた。

学校から帰ると、いつも何分間か、こっそり子ども番組を見ていた。わが家の私道に父の車が入ってくるのが聞こえると、さっとテレビを消して宿題に向かう。母は、私の学校や成績のことなんてほとんど気にせず、私が幸せでいるかどうかだけを心配してくれた。もし病気にかかったら、誰でもそうなるだろう。評価や出世よりも人生には大切なことがあると、思えてくるものだ。

わが家はだんだんに、病院のような雰囲気になっていった。ここにはハウスキーパーがいたし、私や父を手伝うために、親族がしょっちゅう泊まりにきていた。親戚の叔母さんやいとこは、一度来たら何ヶ月も泊まり込んで、私たちを助けてくれた。家の中がそんな状態なので、友達を招いたことは一度もない。友達なんていなかったし、そもそも家が病院みたいになっているのに、クラスメートを呼びたいと思う小学生なんているだろうか。

私はこの状況を甘んじて受け入れていた。幼い頃にこういった試練に遭うと、自発的に責任を負うようになるものだ。クラスの仲間の面倒も進んでみたので、先生にとっては、おそらく理想的な生徒だっただろう。大人びていて、従順な少女。


この家庭環境は、父を変えてしまった。年々、家庭内の出来事から距離をおくようになっていった。父が投げ出し、私にこれまでよりも重い負担がかかるようになった時の気持ちは、今でも覚えている。

母はさまざまな重い病が引き寄せる、深い闇に沈んでいった。うつ状態になっていたのだろう。社会生活は失われた。家族の友人は、生活がうまくいっているかを見にくるだけで、先週何があったのかを話すために、立ち寄ってくれることはなくなった。母も、ふがいない自分を恥じていた。訪ねてくるわずかな人々は、母に会うには暗い寝室に入らなければならない。そのうちに、母は人に会うのを嫌がるようになっていった。毎日が、痛みと悲しみに満ちた、労苦の繰り返しになった。

私は医師を多く輩出している一族の出身だ。母も医師だったから、自分がどれほどひどい病状なのか、きっと周りの誰よりもよく分かっていた。病気は深刻で、どんどんひどくなっていくことが、母には分かっていた。戦うのを諦めるまでには、それほど長くかからなかったと思う。一九八〇年代の早期には薬もほとんどなく、将来への希望なんてないも同然だった。両親は私には、決してそういったことを話さなかった。話すこと自体、あまりなかったのだ。父と私は、なんとか母にその日その日を生き抜いてもらうことに、懸命になっていた。

幸い記憶とは、けっこうその人にとって都合の良いように、取捨選択されるものだ。胸には、母との楽しい思い出が、最も強く残っている。私たちは世界で一番有名な女性に会うため、ロンドンに行った。それが一緒に出かけた、最後の旅行になった。

最後のほほ笑み

ずいぶん背の高い人なのね、舞台の上にいる彼女の方へと歩きながら、そう思った。ダイアナ妃が腕を伸ばし、私は緊張で湿った手で握手をした。

「おめでとう」

ダイアナ妃が言った。王室の一員として生きる上で、数え切れないほど何度も述べてきた言葉。青いスカートに赤いボタン留めのジャケット、金色に輝く大きな丸いイヤリングを身に着け、いつもどおり優雅だった。

けれども一三歳の私の目にも、ダイアナ妃が心ここにあらずなのが、明らかだった。どこかよそよそしく、寂しげだった。その日の一九九三年二月一〇日は、チャールズ皇太子と別居してから、まだ二ヶ月しか経っていなかったのだ。彼女は世界中で話題に上った、離婚劇の中心にいた。

私はイギリス中から集まった、他の一五〇人の子どもたちと共に、児童功労賞（Child Achievement Award）を受けた。表彰式は、ロンドンのウェストミンスター地区にあるクイーン・エリザベス二世カンファレンスセンターで行われた。この賞は、いろいろな分野で活躍した児童に与えられる。王室での恋愛スキャンダルが、その場にいた私たちの喜びに、水を差すことなどまったくなかった。学校では優秀な成績を維持し、家庭では母を介護するといった、私の勤勉で献身的な生活態度が、注目されたのだ。

　ホールは、子どもたち、親たち、有名人、それに他のゲストたちでいっぱいだった。その中で母は、車椅子に乗っていた。赤いジャケットに、揺れ動く、丸い金のイヤリングを身に着け、その顔には一三年間の闘病生活が刻み込まれている。何年かにわたる抗炎症薬服用の副作用として知られている、ムーンフェイス。身体の他の部分には、骨と皮しかない。母はその日、とても誇らしげだった。彼女の顔には私が何年も見たことのなかった、控えめながらも嬉しそうな笑顔が輝いていた。

　普段はめったにリバプール近隣から出ない私たちにとって、ロンドンへの旅行は、休暇のようなものだった。家族でホテルに泊まれるなんて、最高だ。父も上機嫌だった。あの頃の状況を考えれば、幸せそうな両親と一緒にいられるなんて、奇跡のようだった。両親は、人生のはずれくじを引いてしまった人に、褒美が与えられることがあるんだと、実感したようだった。母は、そこから何かが得られると期待していたのかもしれない。報われない苦しみにも何かしら意味があると。

　それから五週間後、母は容体が悪化して、病院に搬送された。合併症でしょっちゅう入院していたので、私たちはそれにには慣れていた。けれども今回は、もう家には帰ってこられなかった。

「彼女は表彰式に出席するために、必死に持ちこたえたのね」

　家族の友人が言った。そうなのかもしれないけれど、よく分からなかった。きっと辛い経験が、生きる力を与えることもあるのだろう。自分の人生に、意味を与える力を。

解放

「アニータ、すぐに来て。あなたのお母さんの病状がかなり悪いのよ」

私が教室のドアの方を見ると、家族の友人がそこに立って、手を振っていた。その言葉は私を打ちのめした。母はこれまで何度も入院したが、学校で呼び出されたことなんて一度もなかった。その前の日は、調子が良さそうだった。ベッドの上で起き上がっていて、意識もあり、穏やかな雰囲気を漂わせていた。後になって、がんの患者も同じ様に、亡くなる直前にはちょっと調子が良くなるのだと聞いた。

病院の廊下は、床のタイルがダイヤの模様をしていた。子どもだって、不安な時には下を向く。母の病室の前に、知っている顔がいくつも見えた。さようならを言うために、集まってくれた人々だ。何人かは頭を下げ、また別の人は、私を涙で濡れた瞳で見た。視線が何を意味するのか、私はよく分かっていなかった。

「とても悲しいよ」

皆、声にならない声で言っていた。

私は息を吸い、ドアを開けて入っていった。部屋は静かだった。ベッドの周りでは看護師たちが立って、口が乾かないように綿棒でブドウ糖液を塗布していた。まるで母が、すでに旅立ってしまったみたいに。

私は、ベッドの脇の椅子に座った。母の口が、半分開いている。呼吸が深く、まるで一息一息、なんとか絞り出しているかのようだった。医師として後から考えれば、両肺に血栓ができて、息をするだけでも大変だったのだろう。おそらく病院側は、母の病状があまりにも重いので、延命治療よりも最期にできるだけ痛みを緩和する方針を採ったのだ。

「パーニ……パーニ……」

母の口から、こんなかすれたささやきが漏れていた。ヒンディー語で、水という意味だ。喉が渇いているのだろうか？　理解はできなかったが、意識が消える寸前の、不安感といったものだったと思う。

ふと、ドアのところに私の親友、サニートがいるのが目に入った。近所に住む、飴色の瞳をしたハンサムなインド人少年で、いつもきちんとした身なりをしている。私は髪をなでつけ、かすかにほほ笑んだ。彼はここで何をしているのだろう。

「やあ、アニータ」

サニートがためらいがちに言う。椅子をひとつ持ってくると、隣に座って、片手を私の肩に置いた。

「サニート」

私も言った。それ以上言えることはなかった。私たちは、子どもだったけれど、死を前にすると、大人になったような気分になる。

親が死んでいく光景、それは一生目に焼きついて離れない。その日、病院にいた誰もが、これで終わりなのだと知っていた。でもだれも一三歳の私に、母の生命の火が消えようとしていることは、教えてくれなかった。

この病気で母が死ぬかもしれないなんて、考えたこともなかった。家族はずっと一緒にいるものと思っていた。頭の中では、将来のあらゆるシナリオを思い描いていたのに。もし次の世界大戦が起こったらどうすればいいのだろう、母は歩けないのに、どうやって安全な所へ逃げたらいいのだろうかといった、対応すべき問題を想定していたのに。父と一緒に車で病院から家へ向かった時に、私は初めて母が亡くなるんだと分かった。

「ママは、死ぬと思う?」

そう私は聞いた。

「ああ」

父が答える。決して私の前では泣かなかったけれど、後になっていとこたちが、父がその日泣いていたことを話してくれた。

父と私は家の玄関の扉を開けて、中に入った。ふと母はもう、帰ってくることはないのだと、実感した。

幸せな家庭のぬくもりなんて、これまで感じたことはなかった。長期間にわたって、家に病人がいた人なら、誰でもあの独特な雰囲気を知っているに違いない。

病気の存在のせいで、いつだって悲しみの気配が漂っていた。誰か友達の家に遊びに行くと、リラックスできるのが感じられた。家庭とは本来そういうものだ。わが家はずっと、憂いの影に覆われていた。時折、よその誰かの家に入るような気がしたものだ。今、あの影はどこかに引っ込んでしまっている。母は死の旅路に出ようとしている。私たちは、どこかほっとしていた。

「ちょっと食べ物を買ってくるよ」

父が言った。母が入院している時に、近所の店でフィッシュ&チップスをテイクアウトするのは、一種の習慣だった。私にとっては、ひととき病気のことを忘れられる、休息のようなものだった。影のない家。

　次の日は土曜日で、朝九時に電話が鳴った。母が亡くなった。

　父の隣で私は、病院の廊下を歩いていた。父は日々この場所で働いているのに、この時は普段とはあまりにもかけ離れていた。父も、おかしな感じがしているに違いないと、私は思った。父は常に自らを律していて、ドラマのように病院の廊下を慌てて走ったりはしなかった。いつもと何も変わらないように思えた。私はこれまで、死んだ人を見たことがなかったので、おびえていた。父の冷静さも、助けにはならなかった。

　土曜日の朝、病院は静かだった。通りかかったひとりの看護師が、哀悼の意を示すように、そっと頭を下げてくれた。そしてとうとう、死への扉の前に立つ。父がそっと扉を開け、中に入っていった。私はドアの隙間から、ちょっと中をのぞいてみる。それから部屋の中へ、静かに入っていった。母の目は閉じられていた。口は、まだ息をしようとしているように、大きくあいている。死んでいるようには見えない。それは確かなんだろうか？　母の身体の奥で、まだ音がしているように思えた。私がいぶかしげに父を見上げると、

「うん、ママは死んでいるんだよ」と父が言った。音がするのは、よくあることなのだという。母はもういないのだ。

「ママがこんなに柔らかな手をしているなんて。触ってごらん」

　父はそう言うと、母の指をなで、ぎゅっと握りしめた。父の言うとおり、母の手は柔らかかった。すてきな言い方だと、思った。苦しみは、去ったのだ。父は、母の顔の上にかがみ込むと、頬を両手

で包んだ。

「アニータを、きちんと育てるからね」

父は言った。

これから、どうすればいいのだろうか。私たちは普通の生活をおくったことがなく、いつも大変だった。日々の暮らしは、ずっと母を中心にしていたのだから。夜、母の隣で横になって過ごした、長い長い時間を思い浮かべる。もう終わったのだ。


数日後、日当たりのよいわが家の玄関に、蓋のないひつぎが置かれた。母は、お気に入りだった美しいばら色のサリーを身にまとっていた。ふだんは付けていなかった、チークや口紅のせいで、なんだか知らない人みたいに見えたが、とてもきれいだった。私は、新しい黒い靴を見下ろした。低めだがヒールがあり、なんだか初めて、大人になったような気がした。

家は、インド人の友人と、父の働く病院の、何人かの同僚で溢れている。皆が来てくれたことで、心の中が暖かくなった。どの部屋からも、静かな話し声と、お悔やみの声が聞こえてくる。病気のために、世間とは距離を置いてきた家庭では、めったに見られない光景だった。

私は、これ以上、悲しみに沈んでなどいられなかった。もの寂しさは、すでに何年もわが家をむしばんできたのだから。その代わりに感じていたのは、強い安堵の気持ちだった。もうこれ以上、母のために心を痛めなくてもいい。もう父と私は苦しまなくともいいのだ。私には、悲しむふりなんてできないので、奥へと引っ込んだ。あの涙にくれる人々の中に入るのは、不自然な感じがした。私はもうすでに、これから始まる人生の新しい一章に目を向けているのだから。母の病気から解放された人生だ。

　玄関が静かになった瞬間を見計らって、本棚のところに行った。娘がブリタニカ百科事典のRの項を引っ張り出したのを目撃したのは、誰であろう、ひつぎの中の母だけだ。茶色い表紙は、革の匂いがする。私は玄関の脇にある、アルコーブ〔部屋や廊下など、壁面の一部を後退させてつくったくぼみ状の部分〕に潜りこんだ。床には、分厚く毛足の長いラグが敷いてある。壁沿いの一段高くなった部分にもラグが掛かっていて、小さなベンチみたいになっていた。そこに座って百科事典を開き、関節リウマチ、つまり関節リウマチという言葉を引いてみる。そして、読み始めた。

　ひとつひとつの単語を目で追っている間に、言葉の意味が少しずつ分かっていった。関節、痛み、遺伝子、炎症、T細胞。どれも、母の身体に起こっていた現象だ。私には、まったく分からない世界。どうしてこんなことが起こるのだろうと、考えた。解けないままの疑問のせいで、次から次へと新しいアイデアが浮かんでくる。なんだか変わった形で、母と深く関わることになった。壁を隔てて玄関から、低い話し声がしたが、ここまでは届かない。私だけの世界だ。

　この時、初めて研究に興味を持った。自己免疫の謎に挑戦する旅が始まったこの瞬間を、いつだって思い出せる。あの時、すでに研究者になることを決めていた。どんな疑問であろうと、答えは存在する。ただ正しい場所で、探せばいいだけだ。


　母の死から何年かは、反抗と子どもじみたばか騒ぎに明け暮れた。溜まっていたすべてを吐き出し、孤独な子供時代を埋め合わせるための、過剰反応だった。

　私は優等生から、中学卒業が危ぶまれるほどのレベルまで落ちた。けれどもある時期を境に、何かに怒りをぶつける必要がなくなっていった。私は一七歳で家を出て、成績の悪かった科目を履修しなおし、イギリスで最優秀の学生〔高校で履修した科目の、成績の平均点が最も高い学生という意味〕のひとりとして新聞に載った。

私は、医学部に進むと、決心を固めていた。入学した後は、身体の防御体制、つまり免疫システムにすっかり夢中になった。母から生命を奪ったのと、同じ細胞たちだ。

先生と手がかり

「身体が自分自身を認識できない——つまり自らを未知の侵入者のように扱うなど、恐ろしく、また奇妙なことに思える」

ワーウィック・アンダーソンとイアン・リーイー・マッケイ

『耐えられない肉体：自己免疫の小史』

「やあ、また来てるんだ。まだ私達に、飽きてはいないようだね」

ロジャー・バックナルは、私を見て笑いかける。このベテラン医師は、私がリバプール大学王立病院のリウマチ科にたびたび姿を現しても、驚かなくなった。廊下では、指を腫らしたり、背中がこわばっていたり、痛みで顔がひきつっていたりする患者に対応するため、医師たちが急ぎ足で通り過ぎていく。ポケベルのビープ音が、リノリウムの床の上でキュッキュと鳴る靴の音と入り交じる。二三年前には、母がこの病院で働いていた。現在は、私がここで、医学生として研修を受けている。

「飽きるですって？　まさか！　私のいるべき場所はここよ」

医学生のほとんどは、できるだけ多くの分野を学ぼうとしていた——神経学、循環器学、胃病学など。私がのめり込んでいたのは、ただひとつ、母の葬儀の時に読んだ百科事典にリウマチ疾患と載っていた、関節リウマチだ。そこで選択科目として、リウマチ学を取った。一度だけでなく、選択できる時にはいつもだ。

リウマチ専門医は、筋肉、関節、腱を襲う痛みや炎症、それに摩耗の処置を行う。多くの自己免疫疾患患者は、この科に入院する。ロジャー・バックナル先生は何年もここで働いていて、ほとんどの症例に直面している。彼は、身だしなみのよい紳士で、誰かと話す時にはしっかりと相手の目を見る。彼自身がいつでもにこにこしているわけではないが、イギリス流のドライなユーモアのセンスに長けている。

バックナル先生は、毎朝八時に仕事を始める。患者たちが研究室を、慌ただしく出入りする。部屋では本や、論文やその他の文書が、摩天楼のようにうずたかく積まれている。いわば紙のビルが並ぶ、マンハッタンだ。先生はリウマチ学が大好きで、おそらく彼の下で学ぶためにしょっちゅうやってくる、ひたむきな学生の私を気に入ってくれていた。私たちは、後にだんだんと友情へ発展していく、親しい関係を築いていた。

私はすぐに、どんな質問をしてもいいということを理解した。先生は、自分で答えられない時には、誰か答えられる人を紹介してくれる。ただし、それが必ずうまくいくとは限らなかった。関節リウマチを発症する時に免疫システムに起きることについて、私が広範囲にわたる質問をするので、バックナル先生は同僚の、免疫学教授に電話してくれた。

また優秀な学生として紹介してくれたので、私は皆が一目置くその教授に、研究室で直接会って、質問できることになった。医学部の課程でもまだ早期で、免疫学の授業など一時限《コマ》も取っていない頃だった。

教授が研究室へ入るように手招きし、私は彼の前にある椅子に座った。教授がじっと見つめる。その表情から、この先どうするのかは、自分次第なのだと分かった。

「Theta《シータ》細胞について話してくださいますか？」

そう言うと、私はノートが取れるように、ペンを強く握った。教授の顔が、しかめ面をするかのように歪んだ。その表情は、決して忘れられない。つまりTheta《シータ》細胞なんて名前のものは、免疫システムにはなかったのだ。何か、読んだものを勘違いしていて、相当ばかみたいな質問をしたに違いない。

「それは、T細胞のことかい？」

教授がため息をつく。私は椅子の上で縮こまり、ためらいがちにうなずいた。教授は大して間をおくこともなく、口実を作って私を研究室から追い出した。怠慢な学生に、時間を使おうとは思わなかったのだろう。

なんといっても教授と会えるように手配してくれたのは、バックナル先生であり、せっかく私を褒めてくれていたのに。だから余計に恥ずかしかった。イギリスの医学界では、教授には最高の敬意をもって接する。学生は教授に会うことはできても、意見を聞いてもらうことは、ないに等しい。私が教授から個人授業を受けることになったのは特例で、こんな大失敗をしてしまって、穴があったら入りたいほどだった。


学生は、よく教授の回診に同行する。教授が診察している間、私たちはベッドにいる患者の周りに立っている。イギリスでは医師たちは、いつもきちんと身なりを整えている。男性はシャツにネクタイを締め、女性はこざっぱりしたパンツスタイルに、ヒールのある靴を合わせている。中には、あまり評判の良くない教授もいた。こんな小話がある。ある教授回診の時、ベッドの患者を囲んで、何人かの学生が立っていた。ひとり、毎朝、ひげをきれいに剃ってこない学生がいた。教授はその運の悪い学生を、がっかりしたように見た。そしてコインを一枚ポケットから取り出し、震え上がっている学生に投げつけて、こう言ったという。

「もしよかったら、それでカミソリをひとつ、買ったらどうだね？」

バックナル先生は、そんな人ではなかった。私のような、若くて未熟な学生の質問を、興味深く聞いてくれた。珍しい症例の患者がいたら、私を呼んで、挨拶にいくべき人がいるよと言ってくれた。自己免疫の世界に、身を焦がすような想いで飛び込んでいった頃、メンターとなってくれたのはバックナル先生だった。

免疫疾患は、症例は多いのに治療法は少ない。私はある時、一五歳の少年と会った。彼があまりにもやせ細っているので、生き延びられるのかしらと気になった。彼の年頃だったらサッカーをしたり、女の子に興味を持ったりしていただろうに、その代わりに若年性特発性関節リウマチ〔一六歳未満で発症し、六週間以上持続する原因不明の関節リウマチで、他の病因によるものを除外した疾患（ＪＩＡ)。〕を患って、入院している。また別の日には鼻筋から頬にかけて、蝶のような形で皮膚が赤らんでいる女性たちに会った。狼瘡《ろうそう》〔全身性エリテマトーデス（ＳＬＥ)〕を患《わずら》う患者の典型的な症状であり、診断が難しいことで悪評の高い病気だ。関節の痛み、口唇ヘルペス、毛髪の脱落、光線過敏症、倦怠《けんたい》、胸の痛み、時には精神疾患も伴う。狼瘡は冬眠と狂乱の間を行ったり来たりする、野獣のような症状ではあるが、どんな臓器も安全とは言えない。

私は白っぽい、うろこ状のかさぶたがある患者たちを診た。それは世界人口の約二パーセントの人がかかっている、乾癬という病気の症状だ。痒みを伴う紅斑が背中の大部分に広がっている人もいれば、耳の周りにいくつか小さな発疹ができているだけの人もいる。乾癬は生きている限り、出たり引っ込んだりして患者を苦しめる。けれども、なんとか付き合って生きていくしかない。しかし中年女性たちの指先にある、小さないくつもの傷となると話は別で、それはやがて赤いかさぶたになって広がっていく。分厚く凹凸のない皮膚が、ピンと突っ張り、そのせいで手が使いにくくなってしまう。彼女たちは全身性強皮症を発症していて、結合組織が皮膚、血管、内臓を縛っている。医師は、なんとか免疫システムにブレーキをかけようとするが、結局は肺や腎臓が衰弱する。そうなると、死は目前だ。

こういった患者たちに会うのは、母に再会するようなもので、私にとっては、ある意味精神療法だった。毎日クリニックから、正しいことをした、と感じながら家に帰った。同時に、患者たちがどれほどの苦しみを経験しているか、残された希望がどれほど少ないのかを、目の当たりにしていた。

「…その後、全身に広がっていく」

自己免疫反応が、どの部分を侵襲するかは分からない。どの臓器やシステムも、安全とはいえない。さまざまな症状の、一連の病気を引き起こす。おそらく一〇〇以上の疾患で、自己免疫が重要な役割を果たしており、研究が進むにつれその数は増している。

私が最も強く興味を持ったのは、母の疾患だ。一般的な免疫疾患のひとつで、一〇〇人にひとりが関節リウマチを患っている。人によっては関節が完全に壊れて変形し、ある特有の形へと引っ張られて、曲がってしまう。

この病が、芸術作品や文学中で描かれているのを発見できるのは、関節の変形という特徴があるためだ。オランダ人画家ルーベンスが一六三五年に描いた油絵、『三美神』の女たちのひとりの指が、健康な手であればありえない方向に伸びているのは、彼の腕が悪いせいではないだろう。典型的な関節リウマチの病変を持つ手は、何枚ものルーベンスの絵画に見受けられる。医学史家は、世界的に有名な画家、ルーベンス自身がこの疾患に苦しんでいたのだろうと、推測している。この病が近代になってから発生したのか、それともかなり昔からあったと考えるべきなのか、という問題は、議論の的となっている。

医学の父ヒポクラテスは、二〇〇〇年以上前に、この疾患を思わせる症状を記述したうちのひとりだ。このギリシャの哲学者によれば、三五歳くらいの時に、この症状が発生したという。同時期、私自身の先祖がいた国でも、似たような記述が各地に伝わった。インドのヒポクラテス、チャラカ〔カニシカ王の侍医と言われている。（出典　仏教の経典 *Sūtrālaṃkāra* の中国語版）〕は関節に痛み、こわばり、収縮のある患者について記述した。「まず手足が罹患し、その後全身に広がる」とチャラカは書いた。そこで、皮膚の下のエンドウ豆大のしこりである、関節内に発症する特有の小さなこぶについても「関節の曲げ伸ばしをする度に痛みを与える、空気入りの袋」のようなもの、と述べている。

歴史学者は、関節リウマチが初めて博士論文で正確に記述されたのは一八〇〇年であり、著者はフランスの外科医、オーギュスタン・ジャコブ・ランドレ＝ボーヴェだと提唱している。パリのサルペトリエール病院で、ランドレ＝ボーヴェは、典型的な症状を示す九人の患者を追跡調査した。この頃はほとんどのリウマチ性疾患は、痛風という総称で、一緒くたにされていた。しかしランドレ＝ボーヴェは、九人の患者の症状はそれぞれ異なると主張した。彼の記述によれば、複数の関節を襲う慢性的な痛みは、通常はひどい全身状態へと進行し、主に女性が罹患する。五〇年以上経ってから、この疾患に、専門家が今日《こんにち》も使っている名称がつけられた。関節リウマチだ。

この数十年で、関節リウマチの治療は絶え間なく進歩してきた。しかし治癒するまでには至っていない。一〇人にひとりの患者が、生涯にわたる機能障害を負うほど、ひどく侵襲されてしまう。疾患の深刻度は、多くの場合どれだけ生命に関わるかによって、ランク付けされる。私たちが、がんや心臓病を恐れるのは、死に深く関連しているからだ。同時に、そういった病気を乗り越えて、その後何年も良い人生をおくった人は大勢いる。関節リウマチは、それほど深刻ではないと思われがちだ。きっと、それで死ぬことなんてないだろうと。

本当のところ、関節リウマチが内臓を侵襲することもある。そうなると患者の寿命は、平均的に、健康な人よりも数年短くなる。たとえある患者が、心臓の衰弱によって死んだとしても、実際の死因は何年もかけて身体を弱らせた関節リウマチかもしれない。同じことは、他のいろいろな免疫疾患にも言える。全世界でも、特に若い女性や中年女性の、主な死因のひとつだ。この悲観的な統計サンプルのひとつになってしまった時、母はまだ、五一歳だった。

かつて母がお腹に私を宿しながら働いていた病院で、今は私が患者たちに会っている。母はきっと、少しずつ慣れはじめていたこの国での将来、そして家族生活について思い描いていたに違いない。ただの夢に終わってしまったけれど。

ホルモンの歴史

私には、同じ日に生まれた親友がいる。病院も同じだ。それだけでなく、友人の母親にも関節リウマチがあり、母と同じように出産の後に発症していた。偶然とはとても思えない。私は医学生として、ようやくその答えを探る立場になれた。リウマチ科で全ての患者に会い、事細かに質問させてもらった。初めの兆候が出たのはいつですか？　その時、あなたは妊娠中でしたか？　その時、何が起きましたか？　その後は、どうなりましたか？

医学実習生の時にはすでに、研究者としての第一歩を踏み出していた。検査し治療するだけではなく、この疾患の根本に至る道を見つけたかった。私はずっと、こうやって生きている。子どもの頃は、学校の宿題を完璧に仕上げるのに何時間も使い、常に独創的な解答を求めてきた。その時にはすでに、研究者になることを夢見ていた。今は、夢を追いかけることは可能なのだと、実感している。

妊娠は関節リウマチや他の自己免疫疾患を引き起こす、何か重要なキーワードなのだろうか？　その場合、妊娠によって女性の身体に変化が起こることと、何か関係があるに違いない。ホルモンだけを見てみても妊娠の影響は相当大きく、変化が起こるのは自然なことだ。ホルモンは体中に情報を伝達し、ストレスやエネルギー転換から成長や生殖まで、つかさどる。だからこそ、ホルモンの変化と疾患を明確にする病歴について話を聞くことは、とても印象的だった。患者は人生の節目節目をよく覚えており、私はだんだんに、話に引き込まれるようになっていった。

「私に初めて症状が現れたのは、出産から何週間か経った後だったわ」

「あの症状が出てきたのは、更年期の頃よ」

「私が症状に気がついたのは、ホルモン阻害薬《アントゴニスト》を使い始めた直後だった」

私は、ホルモンの変化と病気の発症にはどんな関係があるのかと、深く考えるようになった。その後、関節リウマチにかかった八三人の女性の調査を行った。半数の女性が、妊娠後から更年期にこの疾患を発症している。つまり体内の性ホルモン産生に、大きな変化があった時期だ。性ホルモンが鍵を握っている可能性があるのだろうか？

それまでにもホルモンと関節リウマチの研究は行われてきたが、患者たちの話してくれた多様多種な問いかけや症状を考えると、あまりにもわずかだ。私は見つかる限りの論文に、飛びついた。こういった論文が、私の疑惑を裏付けてくれた。多くの女性が、出産の後に病人になっている。子どもを授かることと関係する身体の変化が、疾患を引き起こしているように見える。関節リウマチの女性が、ほとんどの場合、妊娠期間は通常よりも健康だったことも、興味深い情報だ。九ヶ月の間、この疾患を緩和していた何かが、出産が終わったら逆の方向へと動き出す。彼女たちは、体調が急激に悪化するのを経験していた。どうしてそうなるのか、誰も確かなことは分かっていなかった。明らかに、何か未知の要因が働いていたに違いない。それこそが、私の発見したいものだった。

同じ頃、残りの人生とキャリア全般に影響をおよぼす、出来事に遭遇する。ある朝、ロビンと出会ったのだ。

私の人生に入ってきたノルウェー人

「やあ、君を探していたんだ」

若い男性が私の前に来て、言った。ちょっと面白いアクセントから、彼がイギリス人ではないことが分かる。あらそう、私はあなたを探したことなんてないわ、と心の中でつぶやく。私が何かを言う間もなく、ロビンは続ける。

「僕は君のチューターだ」〔先輩と新入生とが一対一、一対二程度で組になり、先輩が新入生の面倒を見たり、相談相手になったりする制度〕

ではあなたがロビンなのね、と考える。医学生になった初日、学部の掲示板で彼の名前が自分の名前の横に並んでいるのを見た。ロビンは私より一年先輩で、確か、新入生歓迎会の実行委員を全てひとりでこなしていた。私にとってはチューターなんて、なんの役にも立たなかったので、先輩たちが新入生を迎える歓迎会にも行かなかった。けれども彼の方がこうやって、私を見つけたわけだ。この偶然の出会いそのものを無視し、興味がないと言った方がいいかどうか、考えた。けれども、どこかこの男性が気になった。なんとなく変わっていて、楽しげで、なぜか初めて会った気がしない。私は丁寧に挨拶をした。

「ちょっと話せたら嬉しいんだけどな」

ロビンが続ける。私はためらい、あまり乗り気にはなれなかった。

「ほら、おいでよ」

そう言って、ほほ笑む。

ロビンは、真面目そうなタイプに見えた。ちょっと話すなら、お互いにもう少しリラックスした方がいいだろう。学期の始まりの頃で、学生主催のパーティーやイベントが昼夜問わず、開かれていた。新入生としては、これが最初の朝のイベントになったというわけだ。でももう、今後のお祭り騒ぎには参加しないだろう。

「いいわ。ちょっとパブに行きましょうか」

私はできるだけ楽しそうな声を出し、朝からパブに行くことなんかなんでもないというように、格好つけてみせた。ロビンは嬉しそうにうなずき、近くのバーに連れていってくれた。椅子の背にジャケットをひょいと投げると、カウンターの方を見る。

「何を飲む？」

「ウォッカのコーラ割りで」

テーブルで彼と向かい合わせに座ると、私は感じよく言った。ロビンはかすかに眉を上げた。自分がどんな相手と会っているのか、不安になったのかもしれない。けれどもドリンクはテーブルに置かれ、私はこうしてノルウェーの一都市、ポッシュグルン出身のロビンと知り合った。

私たちはだんだんに、一緒に過ごすようになっていった。ロビンはノルウェー流の鮭のディナーをごちそうしてくれて、休日にはイギリスのあちらこちらを観光した。その頃は恋愛映画、「ノッティングヒルの恋人」が上映されていたので観に行ってもよかったのに、彼が代わりに選んだのは、ホラー映画の「ブレア・ウィッチ・プロジェクト」だった。

何ヶ月か後、ロビンはノルウェーでクリスマスと新年をお祝いしようと、私を招いてくれた。ありがたく招待を受け、一二月のノルウェーにハイヒールで到着した。雪のことは考えていなかったが、足の冷えも、色鮮やかな家々の並ぶ魅力的なこの国に、ひと目で恋をする妨げにはならなかった。マイナスの気温やつるつる滑る道を、ものともしないこの国民は、イギリス人の目には、どこか素朴に見える。私は騒がしくて匂いのきつい、そして暑くて湿度の高いインドへの旅行は慣れていた。ノルウェーは、快い静けさに満ちている。ノルウェー人がインドへ旅するのと同じくらい、私は異国情緒を感じていた。ハイヒールで足元はおぼつかなかったにも拘わらず、地に足がつき安心を覚えた。

何ヶ月か経った後、私たちはひそかに婚約した。そうするのが一番だと感じたのだ。まもなく、私たちはスヴァールバルで結婚した。父が、このニュースを冷静に受け止めたとは、言い難い。家族の祝福を受けることなく、こっそり事を進めるなんて、父にとっては恥だった。父は母の死後、年を追うごとに人格が変わっていき、私とも、だんだんに心が離れていった。ロビンと結婚してからは、完全に連絡を断った。

リバプールでの病院実習の間、私は母が患ったのと同じように出産の直後に関節リウマチにかかった女性たちの話を、次から次へと聞いた。やがて、自分自身が妊娠した。知らない内に進行するあの疾患を、警戒すべきかしら？　息を潜めて発症の機会をうかがっているの？

そういう風に生まれ、そういう風に育つ

「自己免疫疾患の原因は、遺伝子と環境要因の組み合わせが悪かったことではないだろうか」
デイビッド・ハフラー、イェール大学医学大学院神経科長
ワシントン・ポスト紙、二〇一六年

インド北部のカンプールは、人口一〇〇万人規模の都市だ。高品質な革製品を生産することで知られているが、この産業がカンプールを、国内でも最悪の公害都市リストの上位に押し上げている。毎朝太陽光が、厚いスモッグの層を、なんとか突き抜けようとしていた。母は、ここで育った。

私は小さい頃、親族を訪ねるため、夏ごとにインドへ行っていた。旅行が大好きだった。機内食の入った小さな箱や、いそいそとおませな少女だった私の相手をしてくれた、気配り上手なCAたち。ヒースロー空港へ行く度に母の乗った車椅子を押して、出発ロビーからゲートへと向かうのが常だったが、何年もそうしている内に、すっかり空港の人々と顔なじみになった。

インドへの最後の旅行では、母は病気がかなり重かったため、ほとんど暗い部屋の中で寝たきりだった。それでもカンプールへ来ていれば、私の手を煩わせずに済んだので、母もほっとしていたはずだ。母の姉妹や兄弟、いとこ、その他の親類や祖母がいて、家族皆で母の面倒をみてくれた。私にとっては、普通の子どもでいられる、夢のような数週間だった。

私たちは車庫のような家に泊まっていた。部屋の出入り口は、壁をくり抜いた穴のようなものだっ

た。裏庭ではグァバの木が生い茂り、サルが黄色や赤の実をお腹に詰め込んでいた。隅には水がいっぱいに溜まったプラスティックのタンクがあり、それがシャワー代わりだった。中に浮いた手おけが、水面にさざなみを立てる。お祖母ちゃんが腰の周りに小さな布を巻いただけで、そこに来て身体を洗う。子どもたちはそばでくすくす笑っている。お祖母ちゃんは、皆みたいに恥ずかしくはないみたいだった。朝になると、牛乳屋さんがドアの外に座って、連れてきた牛の乳を搾る。私たちは興味津々で、周りに集まってそれを見ている。その牛乳が、水で薄められていないことは、保証済みというわけだ。

インドへの旅は、衣装ダンスの扉を通って、まったくの別世界へ行くようなものだった。なにもかもがイギリスとは異なっていた。トイレは地面に空いた穴で、両側には印があり、人々はそこに足を置いて、用を足すためにしゃがむ。一度、近隣の学校を訪問したことがあるが、そこでトイレの穴から一匹の蛇が這い出てきた。私は興奮して、先生に伝えにいった。間もなく蛇を追い払うために男性がやってきたが、ゴーストバスターズみたいな格好をしていた。つまり、私の生命はそこで終わるかもしれなかったわけだ。

私は言うまでもなく、インド人の両親から遺伝子を受け継いでいる。この遺伝子は何千年も遡ることができ、進化の過程で周りの環境に合わせて変化していった。子どもの頃の旅を思い描くと、いかにインド人の子どもがイギリスの子どもとは異なる環境で成長するのかが見えてくる。母はインドで育ち、私はイギリスで育った。そのため、関節リウマチにかかりやすい環境にさらされていたのは、実際には母よりも私の方だった。それはどういうことだろうか？

私たちの体内のどの細胞にも遺伝形質であるDNAが含まれていて、染色体と呼ばれる非常にコンパクトな包みの中で、より合わさってらせんを描いている。ここにあるのは、世界で何よりも複雑な設計図、遺伝子。それによって完成したものが、肉体だ。体内には何兆もの細胞があるが、その中のDNAを全て伸ばすと、太陽系の円周の、二倍ほどの長さになるという。

二〇〇〇年には、一〇年の歳月と何十億クローネもの資金を投入した、研究の成果が発表された。細胞一つひとつの中に含まれる全てのDNAが、ベールを脱いだのである。それはヒトゲノムと呼ばれている。人体に書き込まれている情報は、もう秘密ではなくなった。数十億通りの遺伝子コードが、あるべき場所にうまく収まっている。地上の覇者こと人間が、たった二万個程度の機能遺伝子〔日常的に蛋白質を作ることができる遺伝子のこと〕で成り立っていることにがっかりした者がいたのも、当然だろう。それでは、人類もほんの数ミリの線虫と変わりないではないか。機能遺伝子が構成するのは、ヒトゲノムの二パーセント以下だ。残りはあまりよく分かっていない、暗黒物質なのだ。

こういった遺伝子は、私たちが病気にかかるかどうかの決め手になる。多くの疾患が遺伝性であることは知られており、その中には遺伝要因が強いものもある。それでは自己免疫疾患には、どの程度遺伝性があるのだろうか？　自然は遺伝を研究する上で理想的なモデルを与えてくれた。一卵性双生児だ。このタイプの双子はまったく同じDNAを持っている。もし自己免疫疾患が一〇〇パーセント遺伝性であったなら、双子のひとりが疾患にかかった場合、もうひとりも同じように罹患しているはずである。けれども、必ずしもそうではない。双子の片方が、もう一方と同じ疾患にかかる可能性は、平均的に約三〇パーセントだ。ただし、この遺伝子的なリスクの度合いは、自己免疫疾患の種類による。関節リウマチの場合、遺伝子がリスクの約五〇パーセントを占める。

母が関節リウマチになったからには、私がこの疾患にかかる可能性は、他の人の約三倍だ。高い確率に聞こえるが、もともとのリスクが低いため、どちらにしても可能性はわずかだ。関節リウマチにかかるのは約一〇〇人にひとりであり、その三倍なら一〇〇人の内三人がかかる。要するに、遺伝による関節リウマチの潜在的リスクを抱えている多くの人々も、発症しない可能性の方がずっと高いのだ。

つまり母は、生まれた時から病気になることが決まっていたわけではない。他の外的要因が発症の引き金となった。そして、ここに環境が関与してくる。私自身はインド人の両親から遺伝子を受け継いでおり、さらにイギリスで、関節リウマチを含むたくさんの自己免疫疾患のリスクにさらされて育った。

決め手となるのは育った環境

自己免疫疾患の研究が始まったのは、それほど過去のことではない。まず一九五〇年代に発見されたのは、身体が自分自身を攻撃することがあるという現象であり、続く一〇年で、それが珍しいことではないのが分かった。患者数の調査を始めるにも、同じように時間がかかった。一九九〇年代までは、何人程度が自己免疫疾患にかかっていて、それが誰で、どこに住んでいるかということはほとんど分かっていなかった。

疫学研究が始まり、結果的に住んでいる地域が、病気にかかる可能性を左右する重要な要因であることが分かった。例えば調査によれば、現在西欧では約一〇〇〇人中六人の女性が、関節リウマチを患っている。ところが私の両親の出身地では、一〇〇〇人に二人から三人だ。アジアやアフリカのどこかで生まれ育った人々は、西欧で生まれ育った人々よりも自己免疫疾患にかかる可能性は低い。それには遺伝子が関係していると考えがちだが、物事はそんなに簡単ではない。

この一〇年で、国境を越え大陸間を渡ることは、以前よりもずっと容易になった。入出移民の急激な増加によって、成育環境がどの程度病気にかかる可能性に影響するかを、調査できるようになった。その結果は、注目に値する。

ここでちょっと、自己免疫疾患の多発性硬化症（ＭＳ）を紹介したいと思う。この疾患では、免疫細胞が体内の神経繊維を覆っている絶縁体を攻撃する。それはまるで、ネズミの大群が神経系に送り込まれ、目に入る電線（軸索）を手当たりしだいにかじっていくかのようだ。ノルウェーは、住民が多発性硬化症を患うリスクがかなり高い国のひとつだ。

一九七〇年代には、パキスタンからノルウェーに大勢の移民がやってきた。彼らは仕事と家族を伴って定着し、ノルウェー社会に溶け込んだ。パキスタン人は一般的に、ノルウェー人と比較して多発性硬化症にかかるリスクは低い。けれども彼らがノルウェーに移民してきてから、何が起こったか？

パキスタン人移民の子どもは成人してからこの国に来た親たちと比べて、多発性硬化症になる可能性が三倍高いことが判明した。つまりこのリスクに影響を与えているのは、遺伝子だけではないのだ。「移民の中で、一世代で発症率が急激に上がる現象は、ノルウェーでの多発性硬化症罹患のリスクに、環境因子がかなり影響していることを示す」とこの研究を行った研究者は、結論を下している。環境または生活スタイルの中の何かが、成人したノルウェー人が多発性硬化症を患うリスクが高い原因になっている。他の一連の自己免疫疾患にも、同じことが言える。

イギリスの国民も、多発性硬化症や関節リウマチといった病気の高いリスクを抱えている。インド国民よりも高い。父と母がイギリスに移り、私が生まれたのだから、ノルウェーに住んでいるパキスタン人移民と状況は同じだ。私が関節リウマチになる可能性は、両親よりも高い。関節リウマチにかかるリスクの半分程度は遺伝子によるものだが、残りの部分には環境因子が関わっている。遺伝病の潜在的リスクを負う遺伝子が、引き金になる要因に遭遇した時、初めて罹患する。

環境因子とは、日常の食物、感染症、日光、化学物質、薬品、環境ホルモン、公害、その他多くの要因だ。端的に言えば、私たちを取り巻く環境や、享受している文化の中にあるもの全てが、身体に影響をおよぼす。どの環境因子が自己免疫疾患の発症に一役買ったのかを疑うなら、ありとあらゆるものが対象だ。実際のところ、私たちが知っていることは、ごくわずかだ。誰もが知っている環境因子のひとつは、たばこだ。遺伝子がこの疾患への潜在的リスクを抱えている場合、たばこを吸っていたら、関節リウマチになる可能性は相当高い。遺伝と環境の相互作用が、病気にかかるかどうかの決め手となる。

妊娠した時私は医学生だったけれど、別に自分が関節リウマチになる心配はしていなかった。どのみち可能性は低いのだから。しかし結局は一番興味のある事柄なので、妊娠を絶好の機会と捉え、患者たちに起こった身体の変化を調べることに没頭していた。

リバプールの病院のリウマチ科には、常に新しい患者がやってきて、いかに妊娠がいろいろな意味で、人生を変えてしまったかを話していく。最も興味深かったのは、患者の女性たちが、妊娠した時にはもうすでに関節リウマチにかかっていたことだ。多くの患者が、その九カ月間はそれまでとは打って変わって体調が良かったと、熱心に話してくれた。わあ、すごい、と私は思った。まるで妊娠は、関節リウマチによく効く薬のよう。完全な自然由来で、副作用もない。

それと同時に、疑いが首をもたげる。この関係性はかなり分かりやすいのに、興味を持つ研究者は、どうしてこんなに少ないのだろう？　同じように不思議に感じている人もいるのでは？　私が医学の驚異に出会ったのは、その時だった。

車椅子から勢いよく立ち上がって

「この疾患、関節リウマチは、容赦なく身体を蝕んでいくと思われがちだが、もしかしたら逆転する可能性があるのではないだろうか？　私達が思っていたより回復は早いのかもしれない、と突然閃いたのです」

フィリップS・ヘンチ

ノーベル賞受賞記念講演、一九五〇年

一九二〇年代、フィリップ・ヘンチは、アメリカ合衆国のメイヨクリニックで働いていた。この若き医師がそこで出会ったのが、関節リウマチの患者たちだった。ヘンチの患者たちの病歴は、クリニックで日々私が聞いていたのと、まったく同じだった。妊娠中は通常よりも健康になったように感じたが、出産後には急激に逆戻りし、体調が悪化したという。ヘンチは黄疸が出た患者、または断食をした患者が、同様の回復を見せたことに気がついた。そしてある条件の下では、関節リウマチを和らげる物質が生成されるのではないかと考えた。それなら物質は、重篤な疾患に効く薬、もしかしたら治療薬にもなるのではないだろうか？　何年にもおよぶ、ヘンチがXと呼ぶ物質の探求は、そこから始まった。

当時は、関節リウマチの患者に勧められる治療はなかった。彼らは温かい風呂に身体を浸し、我慢するしかなかった。今日《こんにち》の不治のがん患者のように、病院のベッドで、痛みに耐えかねて不自由な身体をよじらせていた。ヘンチは、毎日人々の絶望を目の当たりにしていた。それこそが研究の原動力になったに違いない。すぐに役立つような治療法があったなら、どんなにいいだろう。

「自然の持つ驚異を繰り返し使うことができれば、どれだけ達成感が得られるだろうか」

物質Xの調査について、ヘンチは書き記している。

ヘンチは患者に、雄牛の胆汁と胆汁酸塩を投与した。緩和効果を再現するため、黄疸の出た患者からの輸血も試みた。物質Xの発見を期待し、試行錯誤を繰り返した。妊娠と黄疸という、まったく異なる要因で身体が回復したからには、いろいろな原因で肉体が生成する、ある物質が鍵になるに違いない。ヘンチは、それはホルモンだろうと考えた。まもなく、副腎に狙いを定める。副腎の分泌するホルモンは、当時まだ発見されていなかったが、存在自体は研究者の間で知られていた。最先端の研究であり、発見に至れば大きな名誉だ。誰もが目の色を変えて研究していた。第二次世界大戦時、ドイツのパイロットは副腎の抽出液を注射されているせいで、四万フィート（一万二一九二メートル）の高度まで、浮上できるのだという噂が流れた。一種のスーパー血清だ。実際にアメリカのスパイは、ドイツが血清を大量生産しようと、雌牛の副腎を山のように買い付けるため、潜水艦をアルゼンチンに送ったと報告している。ほとんど信憑性はない噂だが、そのせいで夢のホルモンを発見する努力に拍車がかかった。

研究史は偶然の連続であり、ヘンチは幸運にも化学者のエドワード・ケンダルと同じ病院に勤めていた。ケンダルは副腎研究の権威であり、ふたりは共同研究をはじめた。一九四〇年代早期、彼らは、研究室で何年にもわたって実験を繰り返したあげく、答えが出たと考えた。十分な量の物質を採取するのは、動物の副腎を山のように必要とする、大変な作業だった。第二次世界大戦のせいで研究は困難になり、それまで取り組んでいた実験を延期しなければならなかった。物質Xをようやく患者に試験投与できたのは、一〇年以上経ってからだ。

物質Xを作っていたのは、製薬企業メルクだった。しかしそれは、大変手間のかかる作業だったので、会社はホルモンの製造を諦めようとしていた。大変なコストがかかるのに、結果が出ない。ドイツ人のスーパーパイロットの噂は、結局ただのでたらめだった。おそらくホルモン製造を、全て中止する潮時だったのだろう。一九四八年、ヘンチの考える魔法の物質Xは、もう九グラムしか残っていなかった。薬の効く対象疾患を見つけるための最後の試みで、メルク社は選抜された研究者グループに、物質Xを提供した。その中でもヘンチが手に入れたのは、わずか五グラムだった。

私は緊張気味の、彼の笑顔を思い浮かべる。ヘンチはこの職業についてからずっと、この瞬間のためだけに仕事に打ち込んできたのだ。今ヘンチの手元にあるのは、五グラムだけ。もう間違いは許されない。メルクはこれ以上、この物質の製造には興味がないのだから。ヘンチは、物質Xがさらに開発を進める価値のあるものだと示す、明白な証拠を必要としていた。選ばれた被験者は、重度の関節リウマチを患う二九歳の女性、ガードナー夫人だ。ガードナー夫人は車椅子で廊下を動き回り、誰かが自分に役立つ治療をしてくれるまで、病院を離れるのはいやだときっぱり言った。ヘンチは、どちらにしても低用量の物質を与えるのは、絶対にだめだと考えた。

物質Xは、四日間連続で、患者に一日一〇〇ミリグラムずつ与えられた。現在はコルチゾンという医薬品名で知られており、一般的な用量は一日七・五ミリグラムだ。

四日目、ガードナー夫人は車椅子をおいて、歩いて病院から外出し、買い物を楽しんだ。さらに続けられた試験の結果も、劇的としか言いようがなかった。ちょっと前まで、枯れ枝の束のように寝たきりだった患者たちが、ベッドの周りで踊っている。

一九四九年四月に、ヘンチは初めて試験結果を発表した。最初に物質Xの着想を得てから二〇年経っていた。彼はすばらしい講演者だった。満席の聴衆を前に、この劇的な発見のフィナーレを発表した。スクリーンには、コルチゾンを服用した数日後に、車椅子から立ち上がる患者の映像が流れている。ニューヨーク・タイムズは、現代の奇跡を報じた。間もなく数ミリグラムの魔法の薬をもらおうと、患者たちが医師たちの研究室のドアに殺到するようになる。

病歴を聞く医師

何年もの試行錯誤の末に、ヘンチが発見したものは、何だったのだろう？　ヘンチが突き止めたのは、肉体が、例えば身体活動やストレス、または急病といった負荷にさらされた時に働きはじめる、ホルモンシステムだった。このようなホルモンは、闘争・逃走反応の一部でもある。毒蛇を踏んでしまったり腕を折ってしまったりなど、危険が迫った時にとっさに対処できるように、身体を整えてくれる。ホルモンは、身体ができるだけ長く生存できるように、エネルギー産生や防御体制といった、生命にとって重要な機能を制御するのである。

ヘンチとケンダルが発見したのは、ホルモンシステムの中で最も重要なホルモン、コルチゾールだった。身体は、突然負荷がかかった時にはこのホルモンを放出し、エネルギー消費の激しい免疫システムを沈静化して、そのエネルギーを他の部分で使えるようにする。コルチゾンはコルチゾールから作られた化学薬品だ。高用量のコルチゾンの投与によって、強力な抗炎症性作用が現れる。

とはいえ医師たちはすぐに、コルチゾンが永遠に火を消してしまう、夢の治療薬ではないことに気がついた。炎の勢いを弱めるだけだったのだ。まもなく骨粗鬆症、重篤な感染症のリスクの拡大、糖尿病、高血圧、心理的変容、さらに体脂肪の配分が狂ってしまうことによって顔が膨れ上がって丸くなってしまう、いわゆるムーンフェイスと呼ばれる症状などの重大な副作用が見つかり、高用量を長く続けるわけにはいかなくなった。そのためコルチゾン使用は、何年かのうちにすっかり衰退してしまった。

いずれにしても、それは重大な炎症や自己免疫疾患の治療に訪れた、新時代の幕開けだった。私自身、リバプールの病院のリウマチ科医学生だった時に、身体機能を取り戻すために低用量の薬を飲んで長期治療を受けている患者がいる一方で、酷い症状の患者が短期間の高用量治療で劇的に回復したのを目の当たりにしている。コルチゾンは今なお、私たちが持っている中で、最も重要な医薬品のひとつだ。現在も、フィリップ・ヘンチのおかげで、生き延びている人がいる。

一九五〇年、ヘンチはノーベル医学賞を受賞し、記念講演では未来の治療薬開発に期待すると話していた。彼は、妊娠による関節リウマチの緩和効果に関する新しい研究が、近いうちに、さらに進んだ治療法をもたらしてくれると信じていた。しかしコルチゾン革命の後、七〇年間はホルモンや関節リウマチの研究では、それほど大きな進歩はないままだった。

今日コルチゾールの量は、妊娠している間に、だんだんに増加することが分かっている。出産間近には、妊婦の体内では通常の二倍から三倍の量のコルチゾールが、分泌されている。出産の後には分泌量は、元に戻る。コルチゾールの変動は関節リウマチの女性が妊娠中に体調が良くなる原因のひとつだが、出産直後にこの病気を発症する理由にはならない。

ヘンチは私の憧れの人だ。患者の病歴を真剣に受け止めた医師。画期的な発見の源《みなもと》は、患者たちの話だったのだから。ヘンチは日々患者たちの苦しみを見ていたからこそ、二〇年間も必死に研究に打ち込むことができた。どれほど努力しても、必ずしも成功できるとは限らない。それは、二枚貝の中の真珠を探すような作業だ。私自身だって、一生かけて探しても、完璧な真珠が見つかるかどうかは分からないのだ。

私は、ヘンチの方向性は正しかったと、確信している。関節リウマチをより深く理解する鍵はホルモンだ。ヘンチとまったく同じように、患者の痛みを和らげたいという願いが私を突き動かしている。母の痛みは、和らぐことがなかった。どこに目を向けるべきか、私には少々思い当たることがあった。副腎のストレスホルモンからは離れて、人類を種として維持しているシステムに目を向けるべきでは？　答えは性ホルモンにあるのではないだろうか？

コンペティション

もし関節リウマチに関して、ホルモンが大事な役割を果たしているなら、その中でもどのホルモンが最も重要なのだろう？　この疑問は喉に刺さった小骨のように、日々リウマチ科の廊下を歩く間も、私の頭から離れなかった。休日には図書館で研究論文を探し出し、病院に戻れば全ての疑問に答えてもらおうと、ロジャー・バックナル先生を質問攻めにした。

ある日、大学のダンカン棟入り口の、青い看板の下のスイングドアを足早に通り抜け、受付にある掲示板の前でふと足を止めた。いつもなら掲示板には、無味乾燥な通達が、ところ狭しと貼られているだけだ。けれども今回貼られていたのは、あるコンペティションについて書かれた、色鮮やかなA4サイズのポスターだった。医学生向けの、研究コンペティションで、分野はリウマチ学だ。

私はその足で病院へ戻り、まっすぐにバックナル先生のところに行った。

「コンペに参加してもいいでしょうか？」

と聞いてみる。先生はいつも通り、励ますようにうなずく。私はすでに、この一年間の休日のほとんどを、ホルモンと関節リウマチの研究に捧げていた。全ての疑問への答えに近づくには、道はひとつしかない。全てのホルモンが、どのように免疫システムに影響するのかを、一つひとつ調べていくのだ。

こんな状況の中で、常にある疑念が付きまとっていた。独自のアイデアを示して、他の人と競って研究をやり抜くだけの力が、私にあるのだろうか？　研究者になるだけの能力なんて、あるのだろうか？　私はまだ二二歳の学生にすぎない。コンペティションは、私にはこの研究をやり遂げる力があるのだと示す、良い機会だった。

男性にとって最も重要な性ホルモンがテストステロンなら、女性にとってはエストロゲンだ。テストステロンは男性の睾丸で、エストロゲンは女性の卵巣で作られる。人の肉体を男性らしく、あるいは女性らしく発達させるのは、こういったホルモンだ。テストステロンを女性に投与すると、筋肉量が増加し、体毛が濃くなる。

何よりも私が興味を抱いたのは、エストロゲンだった。妊娠中はエストロゲンの量が増加する。この期間は体調が良くなったと、患者たちは話していた。出産の後、エストロゲン分泌量は低下する。

それと同じことが更年期にも起こる。関節リウマチを発症するのは、ほとんどの場合この時期だ。エストロゲン生産のアンタゴニストを飲みはじめた後に、関節リウマチを患う患者もたくさんいる。乳がんを発症した女性は、多くの場合、治療でこのような医薬品を処方されている。

それと同時に、誰もが知る一般的な遺伝病、ターナー症候群に興味を持った。女性だけが罹患する、生まれつきの疾患だ。こういった女性は、ふたつあるはずの染色体の片方が不足している。私たちの遺伝形質は、染色体の中にある。X染色体は女性染色体、Y染色体は男性染色体、これが通常だ。女性なら染色体はXX、つまりX染色体がふたつあり、男性ならXYの染色体を持つ。人間が男性になるのは、Y染色体を持っているからだ。

ターナー症候群の女性は、ふたつあるはずのX染色体のうちのひとつが欠けている。それにより、特にエストロゲンが不足する。このような女性たちは、自己免疫疾患にかかるリスクが高いことを、複数の研究結果が指摘している。エストロゲンと自己免疫の間の関係性を示す手掛かりもあった。そのため、この時点ではエストロゲンこそが鍵を握るホルモンだと思っていた。

多くのホルモンが、免疫システムとやり取りをしている。つまり注視するべきなのは、その間の関係性だ。実際には何が解明されているのかを知ろうと、私は研究書を徹底的に調べた。ホルモン分子は蜘蛛の巣のように、次々と連結していくことが分かる。続く数週間で、一連のホルモンのネットワークと、それが免疫システムに働きかける方法とを分類した。今までこういった作業をやった人が、誰もいなかったのには驚いた。

ついに審査員を前に、自分の発見について、発表する日が来た。講堂では何人かの有名な医学博士が並び、さぐるような目で私を見つめている。私は詳細な研究結果を提示した。驚いたことに、コンペティションを勝ち抜いてしまった。学生時代に二五〇ポンドもの賞金が手に入ったのは嬉しかったが、重要なのは、それによって大きな自信を得られたことだった。
もしかして私には、研究者になる能力があるかもしれない。

決定

ベビーベッドでは、一歳になる娘が、眠りにつこうとしている。私は子守唄を歌っていたけれど、だんだんに声を落とし、最後には低いハミングだけになる。このマンションが工場だった頃からある、格子窓を通して、ほのかな夕明かりが見える。学生コンペティションで優勝してからというもの、頭の中は千々に乱れていた。もっと研究がしたくて、うずうずしていた。

ベッドの柵の向こうでは、娘が寝息を立てている。私は立ち上がって娘の頭をなでると、居間へ出ていった。私とロビンはリバプールの港にあるワッピングドックで、堂々としたレンガ造りの建物のすてきな一室を借りていた。室内は、マンションの玄関口ほど壮麗とはいかず、テーブルの周りにあったのはガーデンチェアだったし、ごみ箱は冷凍食品の容器でいっぱいだった。学生の誰よりも豪華な部屋に住んでいるというのが私の口癖だったけれど、部屋はインテリア雑誌のようにはいかなかった。なんにしても、私たちは他の人がどう思おうとまったく気にしていなかった。

ロビンは、寝室のベッドで寝ていた。私も彼の隣で横になる。

「どんなことを考えているの？」

ロビンが聞いた。あれこれと思い巡らせているのが、顔に出ていたらしい。

「もっと、あの研究を続けるべきじゃないかと思って」

私は言った。

「あのコンペ以来、いろいろなホルモンが、どうやって関節リウマチに関わる免疫システムに影響するのかを、調査するべきだと考えているの。これまでにない、画期的な発見があるかもしれない」

ロビンがベッドの上で起き上がった。顔がぱっと輝き、アイデアが彼の口からあふれてくる。ロビンにも情熱が感染《うつ》ったらしい。とりとめのない私の空想を、真剣に受け止めてくれる。

「それは、天才的なひらめきだよ」

ロビンはそう言うと、もし大きな成功につながったら、本当はぼくの提案なんだと周りに吹聴するよと、軽口をたたく。

はっきり言って、勝算なんてなかった。その時にはもう、こういったプロジェクトは昇進の障害になるだろうと考えていた。医学界では、ホルモンと関節リウマチの研究など、優先順位が高いとは言えない。反抗期を除けば、私はいつだって、どんなことでもうまくやってのけるタイプだった。そうなると、これからもずっと成功が続くに違いないと、思い込むものだ。私はこれまでずっと、成功と出世を目指してきた。小枝の束とマッチが見つかるかもしれないと期待しつつ、目をこらして、暗い穴の中に入っていくべきだろうか？　成功できる可能性はわずかだけれど。

「もしそれが君の夢なら、ただやってみればいい」

ロビンが言う。

「君なら、きっとやり遂げられる」

学業半ばで、大規模な研究プロジェクトに取り掛かるなんて、正気の沙汰ではないように思える。

けれどもホルモンと免疫細胞間にある知識の空白地帯が私を悩ませていた。このことを考えずにはいられなかった。ロビンの励ましで、私は決心した。

「それじゃあ、博士号を取らなくちゃね」

自身の発言によって漂った、緊張した雰囲気をちょっとでも和らげようと、私はいたずらっ子のようにほほ笑む。自分が何をしたいのか、はっきり分かったのは、この時、この場所だった。これがスタート地点なんだわ、と私は考えた。誰かが空白を埋めなければならない。少なくとも、試してみなければ。私の誕生と母の疾患の間に、直接の関係性があるのかどうか、答えを知りたくてたまらなくなった。問題は、誰か私自身と、私のアイデアに賛同してくれる人がいるかどうかだった。

ひとりぼっちの研究者

「失敗をする勇気がないなら、何か独自のものを生み出すこともないでしょう」

ケン・ロビンソン卿

私はロビンのお祖母さんから相続した、古びた赤いゴルフのギアを高速に入れ、ワッピングドックのマンションを後にした。太陽が水面に映り、きらきらと輝いている。ゴルフのアクセルを踏み込み、リバプールの中心街を突っ切る広い三車線を走る。わあ、この街って評判以上に美しかったのね、と私は思った。ロイヤルリバービルディングにある二本の塔のてっぺんでは、有名な鳥の彫像が胸を張り、街と海を見守っている。

言い伝えによれば、鳥たちが飛び立つ日には、この街が崩れさるという。私自身が、このイギリスには珍しい晴天を突き抜けて、飛んでいくよう。そのせいで、リバプールが崩壊するとはとても思えないけれど。

後ろの座席では、もうすぐ二歳になる娘がチャイルドシートに座っている。私のおなかには、ふたり目の子どもがいた。まもなくニューキャッスルに向かって、高速道路をひた走ることになる。そして、そこで待っている船に乗る。ノルウェーへ向かう船だ。

「移住しましょう」

子どもたちをノルウェーで育てたいと思い、私はロビンに言った。もう私をリバプールにつなぎ留めるものは、何もない。父との関係は悪化するばかりで、実際にはもう絶縁状態だった。医学部の課程を終えた時の、卒業式にさえ、姿を見せなかった。ニューキャッスルへと赤いゴルフを走らせる数カ月前、父に家族で移住をすると告げた。それからほとんど父の顔を見ることはなく、さようならも言わなかった。

車には、トランクが三つ載っている。ひとつは本でいっぱいだ。また別のトランクには、子ども時代の思い出が詰まったアルバムと一緒に、母の遺したサリーや宝石類が入れてある。船には、私が九歳の時から家族で使ってきた白いソファ、二〇年使い込んだ一組のダブルベッド、そしてピアノが入ったコンテナが一台載っている。これまで物に執着したことはない。最もだいじなのは、これから増えていくであろう現在の家族なのだから。それにラップトップコンピューターに入った文書も。これは今後何年もかかるであろう、研究プロジェクトの実施要項で、すでに書き上がっている。

ニューキャッスルで、お義母《かあ》さんと落ち合って、一緒に車ごと乗船する。デッキからは、水平線まで広がる海が見渡せる。潮の香で、頭がすっきりした。

「イギリスを離れるのは、寂しい?」

お義母さんに聞かれたけれど、なんて答えたらいいか分からなかった。ようやく大人になるのだ、という感覚だった。私は結婚していて、子どももいる。けれども慣れ親しんできた街、リバプールから初めて離れるのだ。北海の向こう側には、自分の手で選び取った冒険が待っている。これが自由ということなんだわ、と考えた。

妊娠、試験、それに移住の準備で、身も心も疲れ切っていた。お義母さんがこの旅につき合ってくれて、私はようやく客室でほっと一息つけた。横になってうとうとしている間、過去を思い出すよりも今後のことを考えていた。医師になるには必修である、研修医をまだ務めていないので、ノルウェーでやらなければならない。同時に、このまま直接、博士課程に進みたいと思っていた。課程に入れてくれそうな大学院の目星は、すでにつけてある。まだ若くて考えが甘かった私は、一番重要なのは、ノルウェーで最も力のある研究機関を見つけて、私のプロジェクトは周囲が後援すべきすばらしいアイデアなのだと、説得することだと思い込んでいた。

船出をする三カ月前、オスロ国立病院リウマチ学研究所の所長に電話した。私は精いっぱい背伸びをした、気取ったクイーンズ・イングリッシュで自己紹介をした。国立病院で、リウマチおよびホルモンをテーマに博士課程の研究をすることは可能でしょうか、と。幸いにも、そのリウマチ学の教授は、病的に熱心な学生を、研究チームに入れることに、興味を持ってくれた。ノルウェーでの住まいが決まり次第、教授と面接の段取りを組むことになった。

「成功したいとは思わないのかね？」

オスロ国立病院のリウマチ学研究チームのリーダーを務める教授は、かなり大柄だった。教授は椅子に座って、私は教授の前に立っていたのに、互いに目の高さが同じだった。お互いに、会ったのはこれが初めてで、私は緊張していた。

「それでは」

教授が、私をじっと見て言う。

「私たちに何をしてほしいか、話してください」

私は徹底的に準備してきたので、興奮気味に自分のやりたいことを全て、一生懸命に説明した。かばんから、いろいろなホルモンや、免疫システムとホルモンの関係性など、自分のアイデアを全部まとめた、大きなポスターを取り出す。

「詳しく調べるべき関係性は、たくさんあります」

私は言った。教授は椅子の背にもたれたまま、聞いていた。一気に説明した後、教授の言葉を待った。

「それで、君はこのシーエンへと移住してきたんだね？」

教授が聞いた。

「はい、夫がこの地方の出身なので」

突然話題が変わったことに戸惑いながら、答える。

「シーエン出身の、ある有名な作家の名前を知っているかい？」

教授は続けた。私はますます困惑していた。そんなことが、なんの関係があるのだろう？

「ヘンリック・イプセン」

私は言った。

教授はこの地域情報を私が知っていたことに、明らかに満足したようで、にっこりした。続けてノルウェーへの旅はどうだったか、家族は新居に落ち着いたかなど日常のたわいもないことを聞いてきた。私は、すっかり戸惑っていた。そんなことを話しに来たわけではないのに。私は研究に話を戻そうとした。

「アニータ、君には家族がいることを忘れてはいけないよ」

突然、教授が言った。それはふたりの子どもがいる身で、博士号を取るなんて不可能だとほのめかしているようなものだった。私は口をつぐむ。悪気があって言ったわけではないと思うが、余計なお世話だった。自分にできることぐらい、自分で判断できる。

「それは、大丈夫だと思います」

と私は言った。ぎくしゃくした始まりだったけれど、教授は私を支援することに、興味を持ったように思えた。ホルモンと関節リウマチのテーマで、博士論文を書く可能性について、調べてみようと言ってくれた。私は来た時よりも期待を持って、国立病院を後にした。おそらく、うまくいくのではないか？


何カ月か過ぎた。国立病院での、チーム加盟の審査は長引いていた。私は待ちきれなくなり、研究チームを率いる教授と、再び会う約束を取り付けた。チームに入ってプロジェクトを遂行できるかどうか、最終的な返事をもらわなくてはならない。

威厳が漂う、件《くだん》の教授は、小さな研究室を持っていた。いままで見たこともないほど、立派な書き物机の前に、教授が座る。窓からは、明るい秋の日差しが入る。今回こそ、きちんとした説明が欲しい。シーエンの地域病院にも、研究の被験者となるような患者はいるだろう。けれども私には指導が必要だった。

「このプロジェクトを行うことは、可能でしょうか？」

私は聞いた。

教授は机を眺め、かすかに笑ってこう言った。

「君はまず、私たちの下で研究プログラムのひとつに参加して、博士号を取ったらどうだろう。研究室がひとつと、助成金が与えられる。博士号を取ってしまえば、自分の好きな研究に専念できるよ」

それは自分の意見が通るのに慣れている、上司の声音だった。教授は、ノルウェーでは最高の学術界の中心的人物なのだから、それもおかしくはない。この学術界は、国際的にも高い地位を占めている。そこは私のような、研究者の卵が、指を落としてでも入りたいと思うような場所だった。

「それはできません」

私は穏やかに言った。オスロ国立病院で最も研究が行われてきたのは、免疫疾患の中でも狼瘡だ。けれども母が患っていたのは、狼瘡ではない。私は関節リウマチを研究しなくてはならない。

「君は、狼瘡と関わるホルモンを研究することもできる」

教授が最後の手段として、私に歩み寄ろうとしてくれた。

いいえと答えるのは、約束されたキャリアに別れを告げることだった。このような状況になった時にはどうするべきか、ロビンに相談してあった。これは私個人の問題だ。自分で長い間かけて立てた研究計画を、どんな犠牲を払ってでも実行しなかったら、母に何が起こったのか答えを得ることはできないだろう。私の顔が全てを物語っていた。自分の夢を手放すつもりはない。

「君にとってだいじなのは、研究だけなのか？　成功したいとは思わないのかね？」

教授が声を荒げる。私は何も答えなかった。

もちろん、研究者の地位や研究助成金の競争に勝つには、戦略的に選択しなければいけないことも分かっていた。それと同時に、学術界のそういった部分には、不満を募らせていた。関節リウマチに関わる、答えの得られない質問に没頭し始めた時、私はまだ子どものようなものだった。偏見も、自己弁護する言葉も、他の研究者と競争して獲得する研究補助金も、何もなかった。動機が成功やお金だったら創造性は諦めるしかない。そうなると、失敗が怖くなり、他の人と同じことしかできなくなる。それでは拘束服を着ているようなもの。子どもの頃から恋い焦がれてきた、自由を手放すわけにはいかない。それなら、自分の知的好奇心に従うしかない。幼い子どもは、自分がばかみたいに見えることを恐れない。大人になって初めて、間違えることを恥ずかしいと思うのだ。

教授は、私の頑固さに飽きていたらしい。せめてもの情けで、遂行できないソロプロジェクトには手を出さない方がいいと、説得しようとした。少なくとも、手を差し伸べてくれようとしたのだ。却下されたわけではなかったのは、幸いだった。あっさり幸運を祈るよと言われ、教授にドアから閉め出される可能性だってあったのだから。けれども彼は、気前よく指導と支援まで約束してくれた。

それはノルウェー学術界のドアの中へ、一歩足を踏み入れるための切符だった。後は自分次第だ。私は、明るい国立病院のレンガの建物に囲まれた、中庭に出ていった。バス停に停まった路面電車の電子的なクラクションが、ちょっと外の空気を吸いに出てきた人々の、病気や病院について話すひそひそ声をかき消す。私は石畳の隙間にハイヒールがはまらないように、気をつけて歩く。

成功なんて期待していなかった。それどころか、失敗する可能性の方がずっと高い。面接の場所から遠ざかりながら、今回の辞退は、自分の人生の中で最も後悔すべき行動だったかもしれないと考えて、打ちのめされていた。ふと、車が通り過ぎる瞬間に飛び立った鳩が目に入った。

今望みをかけているのは、新しい家の傍にある、シーエンの小さな個人病院だ。そこなら、好奇心を持つことを恥じない、研究者の卵を受け入れてくれるかもしれない。

研究者の家

私は娘を保育園に連れていき、ついでに職員のひとりにベタニエン病院への道を聞いた。この病院が私に、プロジェクトを遂行するチャンスをくれることを、心から願っていた。

「まっすぐに進んで教会を通り過ぎたら、左に曲がってください。そうしたら病院の看板が見えますよ」

保育園の先生はそう言って、ほほ笑む。

三車線の道路や複雑な運転方法に慣れている私は、あら、リバプールとはずいぶん違うのね、と考えた。おしゃれな住宅街の中に、四階建ての白いレンガの建物が見える。イギリスの大都会や、マラソンコースのように長い廊下の病院に慣れた者にとっては、ベタニエン病院はまさに別世界だった。ビョルンスティエルネ－ビョルンソン通りに面した入り口のドアは、道路から階段をおりたところにあった。ドアの上にある控えめな看板は、私が正しい場所に来たことを示している。この病院は職員数が約一五〇人で、比較的小規模なので、博士課程の学生が来ることはめったにないはずだ。

私はまず、プロジェクトについて話し合うために、リウマチ科の部長と会った。

「おいで、病院長に紹介するよ」

部長は突然そう言うと、早足で階段をおりていく。病院長の研究室は、ちょうど入り口のドアのすぐそばにあった。

「よく来たね」

病院長は、デスクの書類から目を上げて言った。そして眼鏡の位置を直し、立ち上がった。

「それでは君が、私たちのもとに来た研究者だね」

彼はそう言って、ほほ笑んだ。好奇心に満ちた瞳が、私を見下ろしている。

「そうなったら、うれしいのですが」

皆の注目に、恥ずかしくなりながら、答える。

「もちろん、できるだけ君が研究に打ち込めるようにしよう。ぜひ、研究をはじめてください」

病院長は、言ってくれた。

私はこの病院で、のびのびと仕事をすることができた。私にぴったりな職場だった。続く何年もの間、第二のわが家になった。

私はノルウェーで、ますます研究に没頭していった。けれどもカルチャーショックは何度も経験した。この国では初対面の人に向かって、立場の違いなど関係なくいきなり「あなた」と呼びかけ、すみません《プリーズ》が、といった言葉をつけることはない。そんな無作法な言い方をされる度に、イギリスで育った私は軽いショックを受け、故郷の皮肉っぽいユーモアや教養ある礼儀正しさが恋しくなった。しかしノルウェー人の実直な姿勢は、慣れてくると私にとっても心地よく、上流気取りはどこかへいってしまった。保育園にお迎えに行くと、子どもたちは、自分にとって興味のある質問を、どんどんぶつけてくる。これがイギリスであれば、大人に向かってそんな質問をするなんて生意気な、とその場で叱られるだろう。けれどもノルウェーでは誰でも自由にものをたずねることができる。私は、子どもたちが好きなだけ自分の好奇心を満たせることを、すばらしいと思うようになった。

私はイギリス人なので、天気について長々と話し込むのは得意だった。けれどもこの職場では、ランチタイムはロッジや家や車、ボートについておしゃべりすることが多かった。こういった事柄を、誰かに話すのには慣れていなかったし、ロッジの概念すら、ほとんど知らなかった。どうして電気も水もなく、アウトドアで何日も過ごしたいなんて思えるんだろう。ところが時間はかかったけれど、私も何度かノルウェーのロッジで夏を過ごすうちに、現代的な生活から解放される安らぎを、覚えるようになっていった。しかし物事がいろいろ重なって、初めのうちは、自分はうまく溶け込むことができないんじゃないかと考えていた。ドレスコードも、私にとっては問題だった。ジーンズにセーターのような普段着で仕事に行くのを、気持ちよく感じるようになるまでにも、何年かかかった。乗り越えなければならなかったのは、数々の文化的背景の違いだったと思う。

これまで生きてきて、私はいつでも異端児だった。けれども、この国では人と付き合うやり方が違う。イギリスでの私は好戦的だったけれど、当時の同僚たちは、それが変だとは思っていなかった。野心があることは、長所だった。ところがノルウェーに来てからは、オスロで博士課程に在籍している学生に会うと、私の業績を見下したように話す人がいることに気がついた。首都オスロの同僚たちの目から見れば、私は能力がないから、地方の病院に来るしかなかったのだ。

私は若く無名で、経歴も何もない。こんな状況では黙って天を仰ぐか、肩をすくめる人がいるのも当然だったかもしれないが、やはり心にさざ波が立つ。加えて研究をきちんと始動させるまでには、乗り越えなければならないいくつもの困難があったので、よけいにつらかった。

私は研究助成金を申請するため、何枚も書類を書いた。するといくつかの研究助成財団から、一〇〇〇クローネ札が何枚かずつ届いた。しかし、それは私の研究の第一段階に必要な額にも、遠く及ばなかった。医学研究には、何百万クローネもの費用がかかる。ところが自己免疫疾患は、残念ながら、出資団体の優先リストの一番上にはこない。アメリカ合衆国では二〇〇〇万人もの人々が、この病気を抱えながら暮らしている。それに引き換え、がんの診断を受けながら生きている人々は、合計一五〇〇万人程度だ。ところが、アメリカ公衆衛生局ががん研究に配分する予算は、自己免疫疾患の一〇倍だ。同じ傾向は、他の国でも見ることができる。

高い地位にある教授でさえ、こういった利益の分け前にあずかることは難しい。新米で無名の研究者にとっては、学生になった初日にオペ室に姿を現し、外科用メスを握らせてくれと頼むようなものだ。スタートラインに立つ前に、夢が壊れてしまいそうだった。もし助成金がおりなかったら、何も形にはならない。けれども、次から次へと断られた。ホルモン剤を販売する製薬企業も、手当たり次第訪ねてみたが、どこでも断られた。まるで誰かが次々と、短いメッセージを送ってくるようだった。君では力不足だ、そんな研究なんか忘れた方がいい、と。

私は、再び自信を失っていた。夢とは大きな妄想なのだろうか？　自分の狂信的な考えが何か大したものだと思い込んでいるような新人に、誰が資金を提供しようとするだろうか？　もう諦めて、ノルウェーでごく普通の日常生活を送ることに集中した方がいいかもしれない。名声を取るか、当たり前のおだやかな生活を取るかだ。

研究者には報酬は出ないので、最初の何カ月かは無給で働いていた。ロビンに養ってもらうのも、時がたつうちに、気持ちの負担になっていった。病院長はその大変さを分かってくれたらしく、ある日私を研究室に呼んだ。

「いくら欲しいと思う?」

病院長がたずねた。私は、いぶかしげに病院長を見つめる。

「君だって、生活していかなければならないからね」

病院長は言う。

「だから、君に初任給を出そうと思うんだ」

私は何と言ったらいいか、分からなかった。けれども、この大変な研究開始の頃にベタニエン病院から受けた支援には、常に忘れることなく感謝している。それは報酬をくれたからではなく、病院の人々が、私にはこのような形で支援するだけの価値があると、信じてくれたからだった。延々と続く、いくつもの助成金申請の手続きを、なんとか続けることができたのも、そのおかげだ。


一一月のある寒い日、私はベタニエン病院の同僚たちと、免疫学の講座に参加していた。休み時間に、みんなで新鮮な空気を吸いに外へ出た。私たちは出入り口の外で、軽いおしゃべりを楽しんでいた。吐く息が白いので、たばこも持っていないのに、愛煙家がたむろしているようだった。その時、ポケットで携帯が鳴りだした。

「やあ」

ロビンが言う。

「君に一通、手紙がきているよ」

声の調子から、電話の向こうで彼が笑みを浮かべているのが分かる。手紙はノルウェーでの研究に資金を提供する、大きな協会からだった。緊張で、身体中に寒気が走る。思わず息を止めた。

「協会が君に、五〇万クローネ以上の資金を提供するって」

ロビンが言った。

私はうれしさのあまり、ゴールを決めたサッカー選手のように、膝から崩れ落ちた。ロビンは電話の向こうでしゃべり続けていたけれど、頭がそれに追いついていかない。喜びが心の底から湧いてくるのと同時に、安堵が広がる。白い息が膝を伝う。何メートルか向こうで、同僚が心配そうな顔をしているのが目に入る。私は立ち上がった。頬が熱くなっている。

「私、助成金がもらえたわ」

そう言って、ズボンの汚れを手で払う。

「プロジェクトを開始するための、助成金よ」

知ったかぶりの嫌なやつ

研究計画では、比較対象のため関節リウマチを患う二〇人の患者と、同じ人数の健康な人々から血液サンプルを採取することになっていた。免疫システム中にある複数の分子の量に加えて、一連のホルモンの量[1]を計測しなければならない。そのようにして、ホルモンのうちのどれかが関節リウマチの有害な免疫反応と、関わっているのかどうかを見たかった。この頃は、全てが目新しかった。私はどんな方法が使えるのかを、見つけなければならず、倫理評価や認可といったさまざまな落とし穴には気をつけなければならなかった。夜も昼も持てる時間を全て使って、私は研究の方法について本を読みあさっていた。研究の世界では、どんな道であれ知識の小山が続く。知識の荷物を引きずって帰るなら、同じでこぼこの道であっても、長い方の道を、じっくり時間をかけて通るべきだ。

血液サンプルは、きっちり決まった時間に正しい方法で採取しなければならない。そうでなければ、結果を信頼することはできない。もしある患者が病院に来られない時には、私が彼らの家に車で出かけていった。一度は決まった時間に血液サンプルを採取するだけのために、往復二〇〇キロかけてクヴィーテサイドまで運転して行ったことがある。私には、失敗を犯す余裕などなかった。もし被験者が一時間遅れると聞けば、慌てて車に走っていった。採血管と注射器を小脇に抱えて、そわそわしながら彼らの家の前に立つまでに、大した時間はかからなかった。

ラボに戻れば私は厄介で嫌なやつだった。ラボの職員は血液サンプルを寸分たがわず正確な方法で扱わなければならず、もしそれができないならその職員には、正しく保管や検査をする能力がないとされた。ベタニエン病院の職員は、このような種類の研究用サンプルには慣れていなかった。医務室で採取するサンプルとは、手順が違っていたのだ。

そのため私は、地震が迫ってくるかのように緊張しながら、大切な採血管を凝視しつつ歩き回った。

「さあ、サンプルを一〇分続けて遠心分離機にかけるわよ」

作業に時間がかかり過ぎると、私はさかんに身振り手振りを使う。もう一分過ぎた、と実験助手た

---

(1) 私たちは二四のサイトカインと、特にコルチゾール、テストステロン、エストラジオール、プロラクチン、黄体形成ホルモン（LH）および卵胞刺激ホルモン（FSH）といった一連のホルモンを計測した。それに加えてC反応性蛋白（CRP）、赤血球沈降速度（ESR）、および個別の自己抗体（リウマトイド因子（RF）、抗環状シトルリン化ペプチド抗体（anti-CCP））を計測した。

ちを急き立てはじめる。そうかといって、正確に作業しようという雰囲気になるわけでもないのに、私は気にしていなかった。そういったことも全て、せめて時間を無駄にしたことによる失敗だけは避けるためだった。

とはいえ、私だって失敗はする。この研究の最初の患者はリンダだったが、初めて採血をした時、きっと彼女は、自分はなぜこの研究への参加に同意したのだろうと思ったに違いない。私はこの採血機器について何も知らなかった。慣れているのとはまったく違うものだったし、事前に試してもいなかった。最終的にはかなり恥ずかしいことに、ラボの技術者たちに、誰か私のために採血をやってくれないかと、頼まなければならなくなった。リンダは続けて研究に参加してくれたので、どうやら怖がってはいなかったようだ。

何年か経つうちに、何人かの患者とは親しくなっていった。自分の研究の主役は、実際にはどんな人なのかを、覚えておくことは重要だ。研究の目的は研究者自身が成功することでも、周囲に認められることでもなく、患者が治ることだ。そして患者が何よりも考えているのは、自分がどうやったら回復するかだ。

研究をしていた二〇〇五年に、ホルモンと免疫システムについて、病院の職員に講演をしてほしいと頼まれた。食堂のような部屋で、私は看護師や医師に、自分が何を発見するために研究しているのかを語った。紹介する最後の図には、このように書いておいた。

「免疫を制御するホルモン。未来は？」

「何年か後には、ホルモンシステムに働きかけることによって、自己免疫疾患を治療できるようになるのでしょうか？」

私は虚空に向かって、問いかける。私の希望は、自分のしている研究が、いつか患者の日常生活にとって何か意味を持つことです。医者が何よりも望むのは、さまざまな治療の可能性の中でも、このホールにいる好奇心に満ちた瞳の皆さんが認めるような、治療法が見つかることです。

「それはきっと、一〇年後、または一五年後の未来には存在しています。」

白衣の集団に向かって、私は語った。

「その場合、この研究をしているのは私ではありません。製薬企業が主導権を握って行っているでしょう。」

私は話を結び、ほほ笑む。確かに夢が大きいのは素晴らしいことだ。そうは言っても私は現実主義者だ。自分にできることには、限界がある。

落ち込み

「それはこれまでで最も良い時代でありながら、最も悪い時代でもあった」

チャールズ・ディケンズの書いた、最も有名な書き出しは、こんな文章だ。私は研究をはじめた頃の、目の回るような数カ月をよく覚えている。情熱と孤独。来たばかりの国で新しい言葉を覚え、これまでにしたことがないような研究を、新しい病院で行っていた。オスロ国立病院から少しは指導を受けていたが、ほとんどは自分で開拓していかなければならない。ホルモンと関節リウマチは、あまり研究対象としては魅力的とは言えず、周囲にはこの分野で手助けをしてくれる専門家はいなかった。時折、山奥に行って、自分の苦悩を喚き散らしたくなった。返ってくるのは山びこだけだと知りながらも。

自分の運を切りひらく上での、プレッシャー、ストレス、それに孤独。ふたり目の子どもが産まれていた。幼い子どもを持つほとんどの親は、この時期がどれほど目まぐるしいか、知っているだろう。血液検査、研究所でのせわしない行き来、研究方法に関する夜ごとの読書、家での大掛かりなリフォーム計画、それに家庭生活で、毎日が過ぎていった。そんな中、突然ある人の訪問を受けた。リバプールでの学生時代の指導教員《メンター》、ロジャー・バックナルが妻とともに、ポッシュグルンにやってきたのだ。

私はいろいろな心配事で疲れ切っていて、霧の中にいるハムスターのように行き先を見失っていた。バックナル先生は、いつものように優しく、興味しんしんで私が今何をしているのかを聞いてきた。私は自分が完成させたものを見せたかったけれど、それよりもリバプールの優等生がどれほど凄い業績を上げているか、先生が期待しているに違いないと思って不安に駆られていた。バックナル先生は、私の選択したリスクと、自分の頑固さから放棄したさまざまな可能性を思い出させた。夕方の食事会の間、そういった考えが頭の中を渦巻いていた。私は会話にまったくついていけず、ロビンが、精一杯その場を盛り上げてくれた。私は、自分が情けなくなった。

「全てうまくいっているかい、アニータ」

ロビンは、ベッドに横になった時に言った。彼は、本気で私を心配している様子だった。私はそれを軽く笑い飛ばした。もちろん、全てうまくいっているわ、と。

「毎日、やることがいっぱいよ」

私はそう言って、頭を枕にのせた。

その夜は眠れなかった。何時間かすると、起き上がって隣の部屋へ行った。自分の中で、何かがぽっきりと折れてしまったような気持ちだった。私はベッドの端に座った。なんだか自分が、自分ではなくなってしまったようだ。頭の中ではこんな声が繰り返し響く。

「私はいったい、何てことを始めてしまったの?」

私はパニックになるような人間ではないのに、激しく息をつき、絶望的な考えを抱きながら座っていた。初めて、全てが大失敗に終わるかもしれないと思った。なんの解決策もないままに。

まもなく判定が下る。患者の血液検査の結果によって、全てが無駄だったのかどうかが明らかになるはずだ。将来を変えてしまうような、衝撃といった形で来るだろう。

自分の出した結果を理解するためには、まず免疫システムを把握しなければならない。体内にいる兵士たちはどのように働いているのか、どうしてまったく機能せず負けてしまうことがあるのか。

戦時下にある身体

「免疫システムには病原菌を殺す能力を用いて、感染症の被害から私たちを守る、強大な力がある。しかしこの力はもろ刃の剣である。感染性物質と戦うこの能力が間違った方向にいけば、結果的に身体が完全に破壊されてしまいかねない」

ウィリアム・E・ポール『免疫』

免疫システムは、さまざまな機能を持つ一連の細胞から成り立っている。こういった細胞の産室は、骨の内部にある骨髄に存在する。赤血球も白血球もここで生まれる。活気に満ちた場所。毎秒二〇〇万個以上の赤血球が、骨髄で製造され、身体中に酸素を運ぶようになる。その上私たちは、常に入れ替わっている何十億個もの白血球を宿している。この白血球たちは、免疫システム中の細胞だ。免疫細胞は、私たちを攻撃から守る、体内の兵士たちなのだ。典型的な攻撃者は、細菌だ。A群溶血性レンサ球菌咽頭炎は、一般的な感染症のひとつであり、扁桃炎やとびひといったいろいろな疾患の原因となる。つながった真珠のように見えるこの細菌は、体液や皮膚接触によって体内に侵入する。免疫システムは入り口に来た時点で敵を食い止めようとするが、もし侵入してきてしまったら、任務は拡散の防止に切り替わる。レンサ球菌は侵略を成功させるためには、一連の洗練された防衛体制や猛攻撃を切り抜けなければならない。

身体は侵略に備えて軍隊が国境を警備している国家のようなもの。最初の障害物は境界壁で、外部環境から身体を守る防護物だ。皮膚は最も重要な境界壁だと思われがちだが、防護しなければならないものを包む、表面の一部にすぎない。最も大きな部分は、消化器系、呼吸器系、そして生殖器を覆う粘膜だ。皮膚は、広げてみれば一、二平方メートルにしかならないが、体内にある粘膜の表面は、約四〇〇平方メートルの大きさになる。

粘液、唾、涙は、ともに好ましくない客を洗い流してくれる。しかしレンサ球菌はきっと、最初の障害物には邪魔されず、こっそり忍び込むだろう。そうすると、障害物の向こうには、国境警備隊が待ち構えている。

歩兵隊

国境警備隊は、危険な敵と国境を通過できる味方とを、見分ける義務が課せられている。食べ物や飲み物から摂取する生命維持に必要な物質も、身体にとっては異物だ。とはいえ、ハンバーガーやりんごを食べることで全面戦争が始まっては大変だ。だからこそ、有能な国境警備隊が必要なのだ。

最も知られている警備隊員はマクロファージ。マクロとは「大きい」という意味で、ファージとはギリシャ語の「食べる」という言葉がもとになっている。言い換えれば大食漢。境界壁を飛び越えたレンサ球菌にとっては、モンスターのようなマクロファージがそこにいたら、さぞかし恐ろしい光景だろう。マクロファージは触手を伸ばし、本当の宴会のようにレンサ球菌を貪り食う。取り込まれたレンサ球菌は、マクロファージ内部でその命を奪う毒入りカクテルを与えられる。複数の細胞が国境警備隊として働いており、マクロファージの仕事を手助けしている。加えて補体タンパクの艦隊が、早期防衛の主要部を担う。これは現在、補体系と名付けられている。

補体系が抵抗しきれなくなった場合、警備隊は血液中で緊急信号を送って助けを呼ぶ。そこでは多形核好中球という名前の、大勢の歩兵がパトロールしている。身体は日々、数千億ものこういった歩兵を生み出している。彼らは緊急信号を受け取るとすぐに反応し、戦場へと駆けつける。マクロファージと同じように多形核好中球も敵を貪食するが、彼らの方がさらに食作用が強い。また独自のくもの巣（細胞膜）を作り出し、細菌を捕獲し殺す。多形核好中球の歩兵たちが体内を荒らし回る時間が長すぎると、私たちの生命に関わる。そのため歩兵は長くは生きられず、生まれて何日かすると死んでしまう。

国境警備隊にも歩兵にもいろいろな種類があり、どれも皆異なる役割を持つ。けれども目的はひとつ。幅広い防御体制をもって、即座に反応することだ。このような緊急出動部隊によって、生まれながらの免疫システムは構成されている。私たちが生まれた時には、もう大部分が配備されている。瞬時に招集される体内の歩兵隊だけれども、最高級の高性能兵器を備えているわけではない。この類の防御機能は動植物に見ることができ、太古の昔からある。おそらく同じような仕組みは、初期の多細胞生物にもすでに備わっていたのだろう。

How the immune system works（ローレン・ソンパイラック著、桑田啓貴・岡橋暢夫訳『免疫系のしくみ――免疫学入門』東京化学同人、二〇一五）には、最初の防御ラインにおいてすばやい反応がいかに重要かを語る最適な例が書かれている。一個のバクテリアが、数限りなく分裂できるのだ。このようにして、絶え間なく数を倍増させていく。それはまるで「小麦とチェス盤」の寓話のようだ。物語中でチェスのゲームの創作者は、国の支配者にこの独創的なゲームの報奨をねだる。彼が望んだのは、チェス盤の最初の

ひとマスには小麦一粒、ふたつ目のマスには小麦ふた粒、三つ目のマスには四粒、八粒、一六粒と倍ずつ増えていくように米をもらうというものだった。つまりひとマスごとに小麦が倍増していく。チェス盤には六四マスあり、創作者は最後には山のように積まれた米粒を受け取ることになった。エベレストよりも高い山だ。この話は倍増の威力を示している。

細菌も同じ方法で増加する。細菌ひとつが体内に侵入してくれば、三〇分ごとに倍増し、一日のうちに細菌は大変な数に増える。体内が細菌であふれてしまう。つまり、生まれつき備わった免疫システムがなければ、私たちは長くは生きられないだろう。

国境警備隊と歩兵隊による軍隊は多くの敵方の攻撃を制圧し、免疫反応はそこで終了する。しかし破壊工作員であるレンサ球菌が、最初の防御ラインをうまく切り抜けたらどうなるだろう？　幸いにもその後には特殊部隊が待ち構えている。

特殊部隊

私たちが獲得免疫と呼ぶ、特殊な防御体制は、進化によって洗練されてきた。獲得免疫機構は、身体の特殊部隊だ。この機構は生まれつき備わっていたわけではなく成長期を通して培われる。

レンサ球菌が国境の防衛ラインを突破した場合、免疫システム中のいくつもの細胞が警報を発する。こういった細胞がレンサ球菌の顔を食いちぎり、それを特殊部隊のもとへ持っていって、こう言う。

「これが敵の正体だ！」

免疫システムが反応を示す未知の侵入者は、抗原と呼ばれる。この場合は、レンサ球菌の顔こそが抗原だ。

特殊部隊は、主にふたつの小隊に分けられる。T細胞とB細胞だ。この兵士たちは、各自が特定の敵を見分けるように訓練されていて、それが来た時のみ襲いかかる特殊任務を負っている。実際の環境には、膨大な数の抗原がいる——細菌、ウイルス、寄生虫、その他の異物。肉体はそれぞれに対抗できるように、特殊部隊を訓練する。この方法によってのみ、潜在的な脅威の全てから、身を守ることができるのだ。

簡単に言えば、B細胞とT細胞はこの地上に存在するありとあらゆる侵入者を、攻撃するためにいる。もし私たちが火星に移住するなら、そこでも同じ任務を行う。生涯の間に、身体に実際に侵入してくる敵はほんの一部だ。そのため特殊部隊のほとんどの兵士は抗原に遭遇することなく、活性化しないまま一生を終える。それはまるで、宿敵レックス・ルーサーには会うことなく、ひたすら飛び続けるスーパーマンのようだ。

身体の中には、常に約三〇〇〇億のT細胞と約三〇億のB細胞がいる。そのうちレンサ球菌を見分けられるように訓練された細胞は、本当にわずかだ。レンサ球菌を撃退するには、この特殊部隊の兵士たちの数は十分ではなく、そのため兵士たちはある作戦を用いる。メッセンジャーが担当のT細胞とB細胞を見つけると、驚異的なことが起こる。レンサ球菌は、自分とまったく同じコピーを大量に作り出す。すると、あっという間にT細胞とB細胞のクローンの部隊が動員される。部隊のどのクローンも、レンサ球菌を嗅ぎ出す能力を持っている。一週間も経たないうちに、何千個ものクローンが作成される。そして戦争へと突入する。

T細胞とB細胞は、異なる方法で任務に当たる。敵がレンサ球菌のような細菌だった場合、B細胞の攻撃が中心になる。B細胞は抗体という武器を作り出す。抗体は警察犬の役割を果たし、自分が攻撃するよう訓練を受けている対象へと、狙いをつける。警察犬はレンサ球菌を発見すると、がっちりと捕らえて放さない。その後、この細菌を殺す他の細胞を呼ぶ。または獲物を捕らえたまま、無害化することもある。

T細胞の方にも、いくつものバリエーションがある。部隊のひとつは、感染した細胞を攻撃して抹殺する殺戮戦隊だ。ウイルスは、細菌とは別の方法で攻撃してくる。

ウイルスは、自己を複製するためには侵入した身体の細胞を乗っ取る必要がある。殺戮戦隊は細胞が乗っ取られたのを察知して、その細胞を処分できる。つまりウイルスが蔓延するのを防ぐには、T細胞は絶対欠かすことができない。

それに加えてヘルパーT細胞と命名されている、部隊がある。彼らは攻撃を指揮するキャプテンの役目を果たし、免疫システム中にいる他の細胞たちに指示を出して支援する。ヘルパーT細胞が機能しなかったら、大変なことになる。例えばエイズ感染症のHIVウイルスは、ヘルパーT細胞を破壊する。治療をしなければ免疫システムが破壊されて、患者は死んでしまう。

最後の部隊は、制御性T細胞。彼らは軍隊が過度に攻撃しないように、監視している。平和部隊のように現場に駆けつけ、危険は去ったと叫ぶ。そこで戦いは終了だ。この平和部隊がなければ、戦争は収拾がつかなくなる。自己免疫疾患を予防するには、彼らが中心的役割を果たす。

制御性T細胞が機能しないとどれほど恐ろしいことになるかは、IPEX症候群〔I（免疫調節異常）P（多腺性内分泌不全症）E（腸疾患）X（X連鎖）を表す〕というまれな疾患を見れば、よく分かる。

ＩＰＥＸ症候群は制御性Ｔ細胞の正常な発育の鍵を握る、ある遺伝子が変異することで発症する。罹患するのは男の子だけだ。ＩＰＥＸ症候群患者の体内では、制御性Ｔ細胞が正常に機能せず、その結果自己免疫による一連の攻撃が発生する。治療を受けられなかった場合、その子は普通、二歳になる前に死ぬ。

このような不完全な平和部隊のおよぼす大変な影響があるからこそ、自己免疫を止めるのはどれだけ重要かが分かる。特殊部隊が生命を賭けて厳しい軍事訓練を行うのも、そのためなのだ。

訓練キャンプ

特殊兵が凶暴化し、自分たちのいる肉体、つまり宿主の身体を襲うこともある。ありとあらゆる侵入者を見分けられるよう、Ｔ細胞とＢ細胞の能力を高めるには、必要な対価だ。さまざまな侵入者に対応するには、膨大なバリエーションが必要とされる。その中には自分たちの肉体を攻撃するような、間違ったプログラムを持つ細胞がいるのも当然だろう。それを避けるために、細胞たちは徹底的な訓練を受けなければならない。訓練キャンプは胸腺と骨髄で行われていて、Ｔ細胞とＢ細胞の名前の由来となっている。胸骨の後ろにある小さな臓器、胸腺（thymus）のＴと、骨の内部にある骨髄（bone marrow）のＢだ。

特殊兵の卒業試験が行われるのは、いわば体内の射撃場だ。現実世界の兵士が訓練を受ける様子を、テレビで見たことがあるだろうか。彼らは部屋から部屋へ移動し、その間、絶え間なく射撃の的となる紙のパネルが現れる。それが模しているのは、テロリストやゲリラ兵から年老いたお祖母さんや幼い子どもまでさまざまだ。兵士たちはそこで、正しい的だけを撃ち抜かなければならない。免疫細胞の試験も、似たようなものだ。お祖母さんや子どもたちの紙パネルが、体内にいる実際の細胞や分子に置き換わるだけだ。

銃弾を正確に敵に貫通させた兵士だけが、試験に合格する。その敵とはつまり、細菌やウイルスや、その他の悪質な侵入者だ。訓練キャンプ参加者の中でも、ひとつひとつの銃弾をレンサ球菌のパネルの額に当てた兵士が、実際のレンサ球菌侵入時に戦いに出陣する特殊兵になる。

一方宿主の身体の細胞や分子を撃ってしまったT細胞とB細胞は、落第する。実際にはもっと冷酷で、粛清されてしまう。つまり、大変厳しい訓練キャンプなのだ。身体は自分を攻撃するかもしれない免疫細胞は処分する。これは負の選択と呼ばれ、自己免疫反応を避けるための、最も重要な仕組みなのだ。

このように厳格な体制がありながらも、一部の悪質な兵士は捕らえられることなく、うまく訓練キャンプから抜け出してしまう。だからこそ、制御T細胞による取り締まりのような、自己免疫を回避するための多くの安全装置がある。こういったさまざまな制御機能があるおかげで、兵士は体内の住民たちに襲いかかることなく、共存できる。専門用語では、免疫寛容という。

けれどもこの制御が効かないこともある。多くの場合は軍隊内部の通信線がねじ曲がってしまったことがその原因だ。兵士がありえないような命令を受け取ってしまうのだ。

メッセンジャー・ボーイ

T細胞とB細胞はすばらしい兵士だ。けれども彼らには、明確な命令を与えなければならない。そのために免疫システムには、戦火が燃え上がる戦場に指令を運ぶ、メッセンジャー・ボーイの集団がいる。このメッセンジャー・ボーイたちは、サイトカインまたはシグナル伝達分子という名前だ。

私がホルモンの他、研究対象にしてきたのはこのようなサイトカインだ。どちらも、身体のある場所から別の場所へと伝言を運ぶ、メッセンジャーだ。もし私たちが、コミュニケーションの手段がない世界に生きているとしたら、大混乱になるに違いない。身体もこの世界と同じように、メッセンジャーであるホルモンに完全に頼って、生きのびている。

ホルモンは体内の内分泌腺で産生され、多くの場合、伝言を正しい相手へと届けるための長い旅に出る。体内でも、自分の生まれた内分泌腺とはまったく別の場所にある臓器などに向かう。その一方でメッセンジャー・ボーイのサイトカインが担当しているのは、現場の配達だ。もし自分がオフィスに座っていて、廊下の向こう側の部屋にいる同僚に何か用事があったなら、メールを送ったりはせずに歩いていくだろう。けれどももしニューヨークにいる、研究者仲間と連絡を取るとしたら、歩いて会いに行くことは考えにくい。簡単に言えば、サイトカインは仕事場のオフィス間を歩いていくけれど、ホルモンは遠くにいる相手に用事を伝達するEメールの役割を果たす。

免疫システムが敵と戦う時、炎症が起こる。その戦場では、細胞同士が小まめに連絡を取り合うことが、生死を分ける。そのため細胞は、近くにいる他の細胞に伝言を残すため、サイトカインを産生する。炎症を起こしている地域では、さまざまなメッセンジャー・ボーイが群れをなして、正しい場所へと命令を伝えている。発生する物事はすべて、メッセンジャー・ボーイたちが調整している。免疫細胞は、細胞の表面にある受容体を通じて連絡を取り合う。受容体は鍵穴のような役割を果たす。郵便配達が郵便箱の鍵を必要としているように、メッセンジャー・ボーイも鍵を持っている。メッセンジャー・ボーイは自分が鍵を持っている細胞にのみ、伝言を届ける。それによって伝言は確実に正しい宛て先に届く。

身体で起こる事を裏から主に操っているのは、サイトカインとホルモンだ。私たちが病に侵された時、彼らが重要な存在になるのも当然のこと。この三〇年間自己免疫疾患の世界では、常にサイトカインが研究者の注目を浴びてきた。体内にはさまざまな反応を引き起こす、何百種類ものサイトカインがある。私の研究では、特にあるサイトカインが重要だ。名前を腫瘍壊死因子（Tumor Necrosis Factor）、省略するとＴＮＦという。

ＴＮＦは、関節リウマチにおいては最も大きな意味を持つメッセンジャー・ボーイだ。サイトカインの中でもリーダーの立場であり、炎症反応の主要部分の舵を取っている。関節リウマチではＴＮＦメッセンジャー・ボーイは暴君へと姿を変え、免疫システムにもっと激しく働けとムチを振るう。この暴君が原因で、何もそうなる理由がないような部分で炎症が発生してしまう。それまで元気だった人が、関節の痛みと腫れを抱えることになる。暴君のＴＮＦは、絶え間なく新しい関節を襲撃するよ

（2）　免疫システムは身体の中で最も複雑なネットワークであり、つまりこの章の説明はかなり簡略化されている。私が本章で説明したよりもはるかに多くの機能を持つ、他の多くの細胞や分子があり、その間では膨大な数の伝達が行われている。研究者陣は、今なお免疫システムの入り組んだ相互作用を解明しようと、努力している。

うに免疫細胞を駆り立て、それによって関節リウマチが広がっていく。
とはいえこの暴君も、もっと上の身分の者から命令を受けている。この関節リウマチマフィアの頂点にいる、全てを操るゴッドファーザーは誰なのか、それは分からない。もしそれが発見されたら、関節リウマチの原因を解明する、重要なパズルのピースになるかもしれない。

端的に言えば、私たちは生まれながらの防御システムを持っている。攻撃があったら瞬時に駆けつける国防市民軍だ。それでも十分でない時には、さらに高性能な武器を持った特殊兵の一団、T細胞とB細胞が控えている。若いうちに免疫システムがどんどん発達していくように、T細胞とB細胞は宿主の成長期に訓練される。(2)

T細胞とB細胞は専門の精鋭兵だが、だからこそ誤った道へと進むリスクがある。パイロットが離陸前に行うチェックリストがあるように、免疫システムにも自己免疫による事故を防ぐための多くの制御機構がある。それにも拘らず、身体が自分自身に襲いかかることがあるのだ。母が関節リウマチにかかった時にも、何か免疫システムに不具合が起こったのだろう。ちょうど飛行機が完全にコントロールを失う前のように、大惨事へと繋がる接続ミスが免疫システムに発生したのかもしれない。

自己免疫の攻撃

「自己免疫疾患の発症が増加していて、その傾向はかなり著しいという点で意見が一致している。どうしてこの疾患が起こるのかについては、議論が繰り返されている」

季刊雑誌『バイオサプライトレンズ』二〇一四年
ノエル・ローズ教授

私は死ぬの？　これは自己免疫疾患を患うほとんどの患者にとって、本当に切実な質問だ。研究室で私の前に座る五十代の女性も、そういった患者だった。肩まで伸びる金髪を持つ、優雅な女性。彼女の身体を破壊するこの疾患が、こういった美しい特徴をもぼろぼろにしていくことが、私には分かっていた。それればかりか、全てを奪っていく。彼女の生命さえも。

彼女の疾患は、全身性強皮症だった。絶望的な状況で、希望を持ち続けるなんて、ほぼ不可能な注文だ。医師としては、希望と残酷な現実の間で、バランスを取っていくしかない。正直な予測と希望的観測が、常に一体になるわけではない。全てを知りたがる人がいる一方で、曖昧なまま残しておきたがる人もいる。もし患者が質問してくるなら、私は答える。ある程度までは、患者が自分で決めざるを得ない。

女性は、手や足にできた傷を見せた。このような傷は、これからひどくなっていくはずだ。つま先が黒ずんでいる。先端から周囲へと皮膚組織の壊死が広がるにつれ、この症状は進むのだ。

「怖いです」

ある日、この黒ずんだ部分がさらに少し広がった時、彼女が言ったのを覚えている。皮膚組織がどんどん萎縮していくに従って、口を開けるのが難しくなっていた。食べ物をひとくち食べることさえも、重労働だ。呼吸は重く、はあはあと苦しそうだった。寝入るのも困難になっていた。ゆっくりとしか動けなくなり、車椅子が必要になった。鬱《うつ》のせいで、生きる気力や喜びが麻痺していく。こんな状態でも、彼女は奇跡を待ち望んでいた。けれども最終的には、敗血症によって死の世界へと旅立った。

深刻な疾患の患者には、生命に関わる合併症が、いつ見つかるか分からないという恐れがつきまとう。彼らの生活を常に脅かしている影だ。目を皿のようにして、しっかり調べようとする人もいる一方で、できるだけ病気のことは忘れようとしている人もいる。壊疽性膿皮症《えぞせいのうひしょう》という珍しい疾患に罹ったある女性を、私はよく覚えている。これは自己免疫性疾患と併発することがある、びらん性の疾患だ。彼女の足は、まるで野獣に襲われたようだった。穴が開いていて、腱や骨が見えている。看護師のひとりが、この傷を見て吐き気をもよおした。患者の方は、ほとんど穴には関心がないようだった。彼女にとっては、こんなものは今に始まったことではない。死ぬまで、この生活を送っていかなければならないのだから。

自己免疫疾患による死は、何の兆しもなく、突然訪れることもある。ペーテルは何年も関節リウマチを患ってきた。車椅子で生活し、四十もすぎた頃、ひとり暮らしが困難になって母のもとに戻ることになった。彼は頑として、医師が投与する薬や注射を嫌がった。幸いペーテルは、私には心を開いてくれて、ふたりで何度も楽しくおしゃべりをした。多くの患者と同じように、私は彼とも仲良くなった。ある日、コンピューターを立ち上げて、診療録を記載しようと、ペーテルのカルテを画面に出した。ふと気がつくと、彼の名前の横に十字架のマークが入っていて、mors《モルス》と書かれている。死という意味のラテン語。ペーテルは肘関節に炎症が起きて、敗血症で亡くなっていた。

しばらく会っていなかった患者のカルテを開く度に、ふと不安がよぎる。死への恐怖から逃れられることはない。それは冷たく湿ったセーターのように、ある瞬間に肌に貼りついてくる。車を運転して通勤する時、長患いの後に亡くなった患者の家を、通りすぎる。この家にも、悲しみの中にどこかほっとしたような雰囲気が漂っているのだろうか。私の母が亡くなった時のように。苦難が通りすぎたことで、ほっとしたような気持ちが。

こういった逸話もまた、免疫システムにはつきものだ。免疫はきちんと機能している間は、気づかれることもないまま素晴らしい働きをするが、ひとたび何か問題が起これぱモンスターになる。ふつうは、人の生命を保つ活動をしているけれど、奪うこともできる、死の装置だ。アメリカ合衆国やイギリスの研究によれば、自己免疫疾患は六五歳未満の女性の死亡原因トップテンに入っている。とはいえほとんどの患者は長生きし、その多くが平穏な人生を送る。それでもなお死は、自己免疫疾患の残酷さを思い出させる。

現代医学の幕が上がった頃は、自己免疫が暴走するなんてとても信じられない、とんでもない考えだと思われていた。免疫疾患は、一時期はhorror autotoxicus（自己中毒の恐怖）と名付けられていた。医療の専門家のほとんどは、何百万年もの進化の過程で完成されてきた免疫細胞がそんな失敗を犯すなんて、信じていなかった。二〇世紀の前半は、免疫疾患など存在しないというのが、主流の考え方だった。

　一九五〇年代から一九六〇年代にかけて、その状況はあっという間に変わる。その頃複数の研究学会が多くの免疫疾患の証拠を発見した。研究学会はこういった免疫疾患を、ふたつのグループに分けた。ひとつは特定の範囲を攻撃するもので、臓器特異性疾患と呼ばれている。免疫システムが膵臓にあるわずかな特定の細胞のみを攻撃する1型糖尿病はその一例だ。もうひとつのグループは全身に広がっていくもので、全身性自己免疫疾患と呼ばれている。関節リウマチはこちらのグループの一例だ。

　この発見は免疫システムへの認識を、完全に変えてしまった。完璧な防御体制といった観念は、粉々に砕け散る。身体には、ありとあらゆる侵入者を撃退する特殊兵を生み出す、すばらしい能力がある。けれども一部の兵士は、宿主の身体そのものを攻撃する。自己免疫の発見から約五〇年経った今、研究者は新しい懸念材料と向き合わなければならない。自己免疫疾患を発症する人は、絶え間なく増えているのだから。

自己免疫疾患の急増

　自己免疫について詳しく調べてみると、この二〇年間に行われた研究が、ある明確な傾向を示していることが分かった。いくつかの免疫疾患の患者数が、爆発的に増えていたのだ。特に目立つのは1型糖尿病。この疾患は多くの場合子どもの時に発症し、インシュリンというホルモンを産生する細胞を破壊する。インシュリンは、いわば細胞の燃料タンクの鍵だ。この鍵がなければ燃料切れが起こる。

病気があっという間に、患者を死の淵に追い詰めてしまう。

一〇〇年以上前の医学書は、理由の分からない喉の乾きを覚え、体重が急激に減り、意識障害が起きて昏睡状態に陥り、数日間から数週間のうちに死んでしまう子どもの記述で溢れていた。そういった状態が改善したのは、二〇世紀に入って、患者の生命を保ち体調を整えるのは規則正しいインシュリンの供給であると、医師たちが発見してからだ。

二〇〇九年の医学雑誌『ランセット』(The Lancent)に掲載された研究によると、この疾患の患者数は年々増えているという。研究者は特に、この病気にかかる幼い子どもたちの数が増えていることを心配している。彼らの推測によれば、糖尿病が新たに発症した五歳未満のヨーロッパの子ども達の数は、二〇二〇年までの一五年間で倍増する。世界で1型糖尿病の発症数が最も多いのは、フィンランドだ。二〇〇五年には、二五年前と比べて、倍の数のフィンランド人が罹患している。

とはいえ、この構図も必ずしも正確とはいえない。研究者にも理由は分からないが、関節リウマチにかかる人の数は減っているように見える。疾患によっては罹患数が減っていても、自己免疫疾患全体の罹患数は相変わらず増加傾向にある。

この増加は、もしかしたら昔よりも疾患を見つけるのが容易になった結果だろうか? それも理由の一部だろう。また別の理由は、私たちが昔の人より長寿になったことだ。それによって、免疫疾患にかかりやすい高年齢に達する可能性も増えた。またたとえ疾患にかかっていたとしても、治療の技術も上がっているため、患者は長く生きるようになった。そして毎年誰かしらに、新たに免疫疾患の診断が下る。既に診断の下っている患者が長く生きるとしたら、罹患者の総数は増えることになる。それによって、増加の説明はある程度はつくとしても、何か他の未知の要素も関わっている。

どうして身体が自分自身に襲いかかるのだろう？　そういった病の患者は、どうして昔よりも増えているのだろう？　言うまでもなく、このふたつの質問は対になっている。遺伝子と環境の組み合わせが免疫疾患の引き金を引く。また私たちの周りの環境も、何かしら影響をおよぼしているのだろう。何が自己免疫反応を引き起こしているかについては、研究者もさまざまな理論を述べている。

邪悪な双子

レンサ球菌という細菌は、自己免疫がどのように機能するかを示す例として、よく取り上げられている。今日では、免疫システムがレンサ球菌を殺すのを促す抗生物質で、医師があっという間に手際よく喉頭感染症などを、治療してしまう。感染症を治療せず、細菌をそのままにしておくと勢いよく増殖し、症状が悪化することもある。

免疫細胞がレンサ球菌と戦っている間に、システムの中で接続ミスが起こることもある。B細胞は、レンサ球菌を嗅ぎ出すために特別に設計された抗体を作り出す。ところがこういった抗体が時として、心筋や関節の中の細胞を攻撃してしまうことがある。つまり健康な細胞が、突如として駆除すべき未知の存在として認識されてしまう。

患者は間もなく、体内で何か異変が起こっていることに気がつく。数週間すると熱が出て、関節から関節へと移っていく痛みが発生する。人によってはかゆみを伴う発疹が出る。中には筋肉の急激な収縮を感じる人もいる。これは不随意運動だ。このような患者は、リウマチ熱が出ている。免疫細胞が心臓を攻撃すると、心臓弁が致命的な損傷を受けるリスクがある。

先進国で、この疾患についてもうほとんど聞かないのは、生活水準が向上したことと抗生物質のおかげだ。けれども世界各地では一年間に三〇万人がリウマチ熱や、それに伴う心疾患で亡くなっている。人を細菌の侵入からあらん限りの力で守る同じ免疫細胞が、時にはその人の生命を奪う。

リウマチ熱では免疫細胞が、関節や心臓の細胞をレンサ球菌と混同するようだ。なぜかというと、これらの細胞についている表面マーカーが、免疫システムにレンサ球菌だと認識させるマーカーと、ほぼ同じだからだ。レンサ球菌は自ら破壊行為をしながら、法律にきちんと従う善良な双子の弟を警察につきだす邪悪な兄のようだ。この細菌が犯人だと疑われている疾患は、リウマチ熱だけではない。複数の免疫疾患について、レンサ球菌が関わっている疑いが見られる。

免疫システムが何か危険なものと間違えて健康な組織を攻撃することを、交差反応という。免疫細胞が互いによく似ているという理由で、異なるふたつのものを見境なく攻撃してしまう。こういった交差反応の裏でいくつかの細菌やウィルスが糸を引いている、と研究者はにらんでいる。

しかし自己免疫については、複数の理論がある。そのうちのいくつかは、生命の起源にまで話がさかのぼる。

未知の胎児細胞

妊婦の体内で胎盤は、胎児と母体の間をつなぐ輸送経路の役割を果たしている。赤ちゃんはここから栄養を受け取り、排泄物を排出する。胎盤は母親の免疫システムへのバリアーで、攻撃から赤ちゃんを守っている。

七〇年代の終わり頃、ある研究者グループが不思議なことを発見した。妊婦たちの体内に、なぜか男性細胞があったのだ。そんなことが、あり得るのだろうか？　そこで調べると、妊婦たちのお腹にいたのは男の子だった。それと同時に研究者たちは、胎盤にある防御フィルターを通して輸送されるのは、栄養や排泄物質だけではないことも突き止めた。つまり胎児の細胞のひとつひとつが身体から抜け出し、母親の血液に紛れ込んでいたことを確認したのだ。胎児は母親とは別の遺伝子を持っているため、母体にとっては異物だ。

胎児細胞の一部は出産の後も、母体の中で何年か生き続ける。こういった細胞が血液の流れに乗って移動していくだけでなく、臓器のどれかに定着することもある。もし例えば肺に定着すると、機能性肺組織へと成長する。こういった細胞の流出は、双方向で発生する。つまり母親の細胞も胎盤を通過して、胎児へと届いている。

このような細胞の流出にどのような利用価値があるのかは、まだ研究者にもあまり分かっていない。今分かっているだけでも、この細胞の交換は、人の健康に良い影響もあれば悪い影響もある。問題は、このような未知の物体によって、自己免疫疾患が発症するかどうかだ。それはまだ判明していないが、男性よりも女性の方が多く免疫疾患にかかる謎を解き明かすことができるかもしれない、興味深い説だ。けれども自己免疫には、説明しがたい他の要素もたくさんある。伝染病とホルモンの関係、喫煙や医薬品といった環境要因、それに地理的な違いが発症に関わってくるかなど。自己免疫疾患の説明が、全てこれでつくわけではない。けれどもお腹の中にいる、他のものがこの謎を解いてくれるのではないだろうか？

この二、三〇年で、どれほど膨大な数の微生物が人の体内にいるのかが、研究者に知れわたってきた。この体内の宇宙《インターナルユニバース》は、なによりも多数の細菌のバランスで成り立っていて、人の健康に大きな影響をおよぼす。自己免疫疾患にかかる人数がなぜこれほど増えているかを説明する、ある仮説がよく議論の的になる。この仮説によれば、体内の細菌フローラが免疫システムに影響をおよぼしているという。

家畜と善玉菌

西欧諸国に住む人々の方が、自己免疫疾患にかかるリスクが高い。アレルギーや喘息についても同じだ。アレルギーや喘息は、無害だと分かっているはずのものに免疫システムが強く反応した時に発生する。つまり喘息、アレルギー、そして自己免疫状態には共通点がある。

免疫システムは乳幼児の間に特に発達する。赤ちゃんは誕生の時にはすでに、産道を必死に進みながら、細菌の嵐に遭っている。さらに生まれてからは、次々に新しい細菌に見舞われる。

一歳の子どもがひとつかみの土を口に入れるのは、傍で見るほどばかげた行為ではない。こうやって、身体を多くの未知の細菌や微生物に慣れさせているのだ。この幼子は免疫システムを鍛え、どれが危険でどれが危険ではないのかを認識させている。農場の猫が死んだねずみをくわえてきて家の台所の床に置き、その後一歳の子どものもとにやってきて、指についたバターをなめたとしよう。その時にも、子どもの身体に起こることは同じだ。この子が牛小屋の中をよちよちと歩き回って、汚い床や牛の湿った鼻を突っつく時も同じだ。このような訓練を受けていないと、その後の人生で、免疫システムの兵士たちが衝動的に銃を乱射するようになるかもしれない。

発展途上国では国民のほとんどが家畜に接触していて、衛生状態は良くない。それは彼らの方が、幼いうちに激しく免疫細胞を鍛えていることを意味するのだろうか？　母の家族のように、裏庭に猿がいて、プラスチックタンクに入った非衛生的な水で身体を洗うインドで育った方が、私にとって健康的といえたのだろうか？

一九八九年に衛生仮説が立てられた頃、この議論は盛んに取り上げられた。西欧諸国の衛生状態が良すぎて、子どもたちがほとんど伝染病にかからないことが問題視されていた。免疫システムは、衛生的な文明社会に潜む危険な敵を見分けられるように、敵の姿を学ぶ必要がある。子どもも時代に伝染病にかからないと、人生の後半に免疫システムの接続ミスが発生するリスクが高くなるのだろうか？

良好な衛生状態による健康効果は、細菌だらけの環境で育つことで得られるかもしれない利点をはるかに上回る。後者がもたらすのは、多くの生命に関わる伝染病と高い子どもの死亡率なのだから。衛生仮説は、誤解を招く概念だ。問題は私たちが衛生的すぎることではない。そのため主流な学説は、段階的に伝染病から私たちの体内の細菌フローラへと変わってきている。

研究者は人の体内には何兆もの細胞があり、そして細菌の数は少なくともそれと同等だろうと推測している。細菌はほぼ全て、消化管の中にいる。自分たちが膨大な数の細菌の集団を抱えているのを発見したおかげで、それらが危険な敵ばかりではないことが分かってきた。このような体内の善玉菌は、私たちの生命にとって不可欠だ。こういった細菌と免疫システムの協力体制は、私たちの生体防御の要《かなめ》となる。

体内の細菌フローラは私たちが食べる物、住んでいる場所、服用する薬、ライフスタイル、多くの環境要因によって影響を受け、生涯にわたって状態が変わり続ける。このような環境要因が、自己免疫疾患を発症する引き金になる。そのため研究者は、体内の細菌が自己免疫状態の影にいる重要な要因かどうか、注目している。

動物に囲まれて田舎で育つ子どもは、都会で育つ子どもと比べ、消化管内にいる微生物の構成が異なる。多くの研究が、家庭で犬と一緒に育つことで喘息にかかるリスクが減ることを示している。おそらく犬の微生物が家族にうつり、良い影響をおよぼすのだろう。

この研究は物議をかもしているが、「古い友人」仮説の上に成り立っている。人は何千年間も、家畜と寄り添って生きてきた。この何十年かで人々は都市へと移り住み、農村にあった自然と共生する生活をやめて、新しい環境で暮らすようになった。西欧社会では、子どもたちがほとんどの時間を、部屋の中で過ごす。論点は、進化の過程で家畜と過ごしてきたせいで、私たちが乳幼児期の体内の微小環境、ひいては免疫システムのバランスを保つのに家畜を必要としているかどうかだ。西欧社会の人々の方がどうしてアレルギーや喘息、それに免疫疾患にかかるリスクが大きいのかは、この理論によって説明がつく。

この研究によれば、先進諸国に住む人々は、発展途上国の人々に比べて細菌フローラの多様性が乏しい。食習慣が違うことと、豊かな社会では抗生物質の使用率が高いことも、その理由として挙げられるだろう。人とマウスの両方に行われた試験の結果は、細菌フローラの多様性が自己免疫疾患発症のリスクの程度や、重篤化するかどうかにも関わることを示していた。体内の細菌がバランスを崩すと、それは免疫システムのバランスの崩れにもつながるのかもしれない。

このような情報を疾患予防の目的や、将来的な治療に生かしていくのは可能だろうか？　いくつかの研究チームは、健康な人の便を移植するといった治療法の可能性を探っている。つまり健康な人の細菌フローラが、病人の身体へと移されるのだ。話だけ聞くとゾッとするかもしれないが、その結果からは、かなり効果があるだろうということが分かった。近年の研究では、潰瘍性大腸炎の患者にこの治療を行った結果、四分の一の人々が症状の回復を見せた。また1型糖尿病にかかった雌のマウスにこの治療法をテストしたところ、症状が消えてしまった。

体内の細菌フローラが疾患や健康にとって、どれほど大きな役割を果たすのか、研究者にもまだ把握できていない。この分野のほとんどの理論がまだ仮説にすぎないのだと、私はだんだんに分かっていった。どれも今のところは、確固たる証拠のない推測にすぎない。おそらく疾患を引き起こすのは、複数の要因の相互作用なのではないだろうか。例えば関節リウマチなど、ほとんどの自己免疫疾患について、なぜ免疫システムが凶暴化するのかまったく分かっていない。

関節で起きたテロ

関節リウマチの患者の体内では長期にわたる戦争が起きており、最終的には免疫細胞は関節を爆撃で穴だらけにされた戦場に変えてしまう。私の母に起きたのはそういうことだった。通常、関節の表面には軟骨という形の防御層があるのだが、それを病気が蝕んでしまう。貪食細胞が骨の中まで食い荒らす。いつもなら滑らかでしっとりと潤っている関節の表面が、でこぼこになる。

どうしてそんな風になるのだろう？　それは免疫システムのメッセンジャー・ボーイ、サイトカインが細胞たちに間違った指令を届けるためだ。その結果、細胞が軟骨や骨を攻撃する。連絡ミスは関節リウマチの重大な要因のひとつだ。ではメッセンジャー・ボーイは、どうしてこんな自己破壊的なやり方で走り回るのだろう。

B細胞は抗体を作るが、抗体とは敵を嗅ぎ出してがぶりと噛み付く警察犬のようなものだ。関節リウマチの場合には、抗体が宿主を攻撃する。それは自己抗体と呼ばれている。身体の中にはありとあらゆる自己抗体がいて、良い機能を持っているものもある。しかし私の研究では、問題を引き起こす方の自己抗体に焦点をあてている。

自己抗体とは、自分の生まれ育った国を襲うテロリストグループのようなものだ。関節リウマチの場合、彼らは症状の現れる何年も前から、身体にいた可能性がある。彼らはどこかに潜伏し、攻撃するチャンスをうかがっている。攻撃を仕掛けるには、自己抗体は引き金となる環境要因に出会う必要がある。その引き金が何なのかは、まだ分かっていない。伝染病なのか、喫煙なのか、または何か他の要因なのか。テロリストを冬眠から起こすのは、おそらく複数の要因の組み合わせなのだろう。彼らはまず滑膜を攻撃する。滑膜とは、関節の運動を滑らかにする滑液を分泌する膜だ。攻撃を受けると関節が赤く腫れ上がり、痛みだす。つまり炎症が起きる。やがてテロリストとなった免疫細胞は手がつけられなくなり、関節を完全に破壊してしまう。

免疫細胞は攻撃の範囲を広げ、血管、肺、肝臓、骨格を荒らし回る。時には炎症が脳に影響をおよぼすこともあり、それが疲労や認知障害の原因になりうる。身体のどの部分も攻撃を受けるリスクがあり、免疫細胞が次にはどこに襲いかかるのか、予測することはできない。

これは、関節リウマチに罹患したらどうなるかについての、大まかな説明だ。免疫システム中の何が問題を起こすのかはよく知られている。まだ分かっていないのは、引き金は何かということだ。抗体はどれほど重要なのだろうか？　実際に抗体の痕跡が見当たらなくとも、関節リウマチにかかっている人はいるし、発病しないまま同じ抗体を一生体内に持っている人もいる。そうなると、病原因子はどこにあるのだろう？　疾患へと続く、異変の連鎖反応は必ずある。問題は、裏で決定的な糸を引いているのは、どの細胞または分子なのかだ。それでは関節リウマチに遺伝的にかかりやすい人が、実際に発症する引き金は何なのだろう？

一連の自己免疫疾患については、最も疑わしい要因は伝染病だ。単核球症（腺熱、別名キス病）のウィルスは、多発性硬化症、狼瘡、シェーグレン症候群、関節リウマチの引き金となっている可能性が最も高い。単核球症の原因となるウィルスはエプスタイン・バール・ウィルス（ＥＢＶ）といい、感染力が強い。世界人口の九五パーセントはＥＢＶを体内に持つ。その大部分は子どもの頃に感染していて、症状が現れる人はわずかだ。ただし、このウィルスが青年期に重い単核球症の症状を引き起こすことがある。

ＥＢＶはずる賢いウィルスで、免疫システムの中にある、限られた細胞の内部に隠れる。一度感染したら、ウィルスはその人の生命が終わるまで、休止状態でそこに潜んでいる。おそらくこのウィルスが潜伏場所から、引き起こした問題があるだろう。このウィルスを長期にわたり記憶している免疫システムを持つ人は、多発性硬化症になるリスクが高くなることを、複数の研究が示している。ＥＢＶに感染していない五パーセントの中に入っている人々は、この疾患にかかるリスクが低い。関節リウマチとの、関係性は薄い。とはいえ関節リウマチとどうやら関連していそうな細菌がひとつある。この細菌は思いもよらない場所にある。

一〇〇年以上昔、医師は歯茎《はぐき》の感染症が関節リウマチの原因だと考え、人々の歯を抜いてしまっていた。この治療方法が嫌われていて、しかも効果がなかったのは、驚くことではない。患者にとって幸いなことに、疾患の原因を歯茎の細菌のせいにする説は、二〇世紀の初頭に消えた。

ところが、驚いたことにこの説は近年、息を吹き返した。細菌を見つける方法は日々進歩しており、関節リウマチと歯茎や顎に炎症を起こす細菌の間には明らかな関係性があることが、証明された。この炎症は、歯周炎として知られている。関節リウマチ患者は、彼らの年齢にしては歯周炎にかかる回数が多い。歯周炎がひどいほど、関節リウマチも重症だ。それどころか、私たちが口腔内の炎症を治療すれば、関節リウマチも良くなるような傾向さえある。

こういった細菌に、口腔内から関節へと移動する能力があるということを示すので、これは興味深い。おそらく細菌は、関節に非常に大きな免疫反応を起こす、異物なのではないだろうか？　それと同時に、口腔内の炎症が関節リウマチの結果のひとつということも考えられる。現在のところはまだ、何が原因で何が結果なのかを知るのは難しい。

口腔内にいる細菌の例は、研究によって時として予想もつかないような答えが得られることを示している。だからこそ、一部の研究者が既成概念にとらわれない考え方をすることが、重要なのだ。自己免疫に関しては、性別間の大きな差がこれまで軽視されてきたと、私は確信している。お母さんの病気の謎は、未解決のままだ。私が子どもの頃に経験したことを理解するには、性ホルモンが鍵になるかもしれない。

あとふたつのホルモン

研究はある程度までは直感で、またかなりの部分は運と偶然で成り立っている。最も有名な例は、アレクサンダー・フレミングだ。一九二八年、彼は休暇を終えて研究所に戻ってくると、汚いシャーレの中で、カビが細菌を殺してしまっていることに気がついた。彼はペニシリンを発見し、それが世界史を恒久的に変えてしまったのだ。

また別の例は、アメリカ合衆国の農夫だ。一九三三年、彼は何らかの理由で、飼っていた牛が出血多量で死んでいるのを見つけて、ショックを受けた。農夫は生物化学者に相談した。生物化学者が調べた結果、牛たちが食べていた植物に、血液を希釈する成分が入っていたことが判明した。

この物質は、最初は殺鼠剤として販売されたが、まもなくより有益な利用方法があることが分かった。現在、私たちの持つ中で最も重要な抗凝血薬であり、ワルファリンという名前で知られている。言い換えれば、幸運な発見だったというわけだ。ところで私も、ある幸運な発見に恵まれた。私の血液中のホルモンを計測してくれた、オスロ大学病院にあるホルモン研究所の職員との会話が、思いも寄らないヒントをくれたのだ。

エストロゲンやテストステロンといった性ホルモンの産生は、身体の連鎖反応の結果だ。この連鎖反応には、ＬＨとＦＳＨという二種類の重要なホルモンが含まれている。ＬＨは黄体形成ホルモン（luteinizing hormone）の、ＦＳＨは卵胞刺激ホルモン（follicle-stimulating hormone）の略語だ。連鎖反応がどのように作用するのかは、後で説明しよう。この時点では、自分の研究でＬＨとＦＳＨの計測を行うことは考えていなかったとだけ言っておく。私が興味を持っていたのは、エストロゲンのような他のホルモンだった。

ホルモン研究所との電話によって、ＬＨとＦＳＨの計測を行った方がいいのでは、と考えるようになった。計測が足りないよりは、少々多すぎるくらいの方がいい。良いアイデアだということで、私たちの意見は一致した。この時決めたことは、今でも最良の選択だったと思う。

判定

「準備を怠るものには、チャンスは決して訪れない」
ルイ・パスツール

二〇〇六年の晩秋、私はベタニエン病院に入っていった。空を見上げる天使の像を通り過ぎ、階段を上る。警備室の前を通り、白い廊下をのんびりと歩いている同僚や患者に挨拶する。彼らにとっては、まったくいつもと同じ日常だった。けれども、私の部屋では結果が待っている。

研究者なら、ほとんど誰にでもこんな日があるだろう。長年の辛い研究の成果が数字となって、コンピューターの画面に浮かび上がる。この数字が全てを表している。自分が待ち焦がれていた夢のような結果か、または何の意味もないか。後者の方であれば、必死で考え抜いて全てを賭けた仮説は、失敗した研究の墓場へと葬ることになる。私にとっては、今日が判定の日だった。

研究室は三階の廊下の一番奥、手術室の真ん前にある。小さな部屋だけれど、通りの向こうに広がる住宅地を見晴らすベランダがついている。私だけの安らぎのオアシスで、この研究室を愛している。ここにあるのは山積みの書類、参考書、それに研究方法の手引書。個人的な持ち物は、何も研究室には置いていない。職場では、本や印刷物こそが私の個性を表す。

ドアノブに手をかけ、一瞬そこで止まる。手が震えている。研究者たるもの、感情に左右されず、冷静でいなければならない。常に分別を保ち、分析思考でいるべきだと考えていたが、ふと、くだらないと思う。私だって多くの研究者と関わってきて、彼らも他の人間と同じ感情のある人間であることは、よく分かっている。

あまり期待しないように努める。望んでいるのは計測結果の中でも、ほんのわずかな傾向で、何らかの方向性を示すものにすぎないのだから、と自分に言い聞かせた。エストロゲンか、またはコルチゾールか、そういった結果が出ているかもしれない。それとも私が研究を進められるような、別の結果だろうか。失望に備えて、心の準備をする。あまり意味のない結果にも価値はある、と考える。大したものを見つけられなくとも、それもある種の発見なのだから。

いや、そんなの自分をごまかすことでしかない。持っているカードは、全て出し尽くしてしまった。オスロでの約束されたキャリアを諦め、ステイタスの低い分野の研究を選んだ。失ったものもあるはずだ。


Eメールが届いていた。結果の書かれたファイルを開け、緊張が解けていくのが分かった。好奇心の方が、あまりにも強かった。目の前に、葬式の日に膝に百科事典を広げている一三歳の少女、バックナル先生と熱心に議論する大学生、リバプールのマンションの寝室でほほ笑み、「それじゃあ、博士号を取らなくちゃね」と言った女性が瞬時に浮かびあがる。私はこの瞬間のために、ずっと研究を続けてきた。ホルモンのうちのどれか、免疫システムに影響をおよぼしているものはあったのだろうか？

コンピューターのプログラムは数字を吐き出していく。何分か過ぎるうちに、さらに多くのデータやグラフが表示される。目の前の画面には、関係性が明確に映し出され、身体中が興奮で満たされた。

「やった！　良さそうな結果じゃない」
私はひとり呟いた。私の注意は、最後に計測を決めたLHとFSHに惹きつけられた。LHとFSHの値が上がると、関節リウマチの炎症を引き起こすサイトカインの量も増えるのだ。特に炎症反応の大部分を誘引するサイトカイン、悪名高いメッセンジャー・ボーイTNFが増加する。ホルモンLHとFSHの値が高いのは、大きな驚きだった。こういったホルモンを計測することは、計画していなかったのだから。これは何を意味しているの？　私は机を見下ろして考えた。これまで読んできたもの、学んできたことを思い返してみる。パズルのピースが全て、きちんとはまるまでには少々時間がかかった。

身体が性ホルモンを産生する時には、脳がLHとFSHを通して信号を送る。エストロゲンやテストステロンを産生するように、卵巣と精巣を刺激するのは、この二種類だ。性ホルモン中の変動が関節リウマチに影響をおよぼしていることは、もう何年も前から知られている。けれどもどんな研究でも、調べていたのは連鎖反応の最終結果、特にエストロゲンだった。もしもっと重要な要素が、連鎖のもっと手前の方にあるとしたら、どうなるのだろう？

患者たちの体験は、目の前の画面に映るグラフと完全に一致していた。妊娠期間中には症状が良くなって、出産後には悪化している。そしてその多くが更年期か、出産後に関節リウマチに罹患している。ホルモンLHとFSHの値が妊娠中は下がっていて、出産後と更年期に再び上昇する。辻褄が合っている。どうして誰も、これまで注目してこなかったのだろう？

私は立ち上がって、窓の外へ目を向ける。周囲の白い家々に霧雨が降るのを眺めていると、実感が湧いてきた。誰にもドアをノックしたり、電話をかけてきたりしないでいてほしかった。本当の喜びは、たったひとりの時ほど強くこみ上げてくる。

私は誰も大して興味を持たないような、このアイデアに全てを賭けた。目標は、患者を助けたいと願ってまったく新しい道を模索することだった。けれども、失敗するリスクは大きかった。研究室で迎えたこの日まで、私はずっと、行き止まりの道を進んでいるのではないかという不安と戦ってきた。何ヶ月もの間、そういった考えを脇に押しやって、仕事に励んできた。過去の不安は、今や一気に拭い去られた。今回の結果は重要に違いない。これまでになかった調査であり、こんな発見をするなんて、夢にも思っていなかった。

関節リウマチの最大の問題は、強い炎症だ。こういったホルモンが炎症の裏にいる重要な要因だったということは、まったく新しい治療方法を見つける可能性が、開かれるのではないだろうか。

私は母のことを思い浮かべる。あの時あの場所で味わった、子どもの頃の苦しみは、意味があったのだ。まもなく私の頬に、暖かな涙が伝い落ちた。

特権を持つ人々に加わって

私はオスロ国立病院にいる、知り合いの研究者のほとんどにメールをした。この発見を、どう思うだろう？　途方にくれた駆け出し研究者の私は、みんなの返信にがっかりした。彼らは結果にお祝いを述べ、興味深いとは言ってくれたけれど、それ以上の感想はないようだった。誰も特に、ホルモンにも自己免疫疾患にも興味を持っていなかった。

私は、またひとりぼっち。本当に孤独だった。もしあの結果が正しかったなら、研究を進める責任を私はひとりで負うわけだ。

何日か経ったお昼時、ベタニエン病院の部長が、「例のホルモンについて、何か発見はあったかい」と聞いてきた。オスロ国立病院から届いた返事はそっけなかったにしろ、私はまだ幸福感に包まれていた。自然と溢れてくる喜びを、無駄な言葉や長い説明で、損ないたくなかった。

「ええ、まあ」

あまり詳しくは言わずにほほ笑む。

「研究成果をレイトブレーキング・アブストラクトとしてアメリカのカンファレンスに送ってみるといいよ」

部長は言った。私が黙りこんだのを、何か興味深い発見をした証拠と察したようだ。

米国リウマチ学会のカンファレンスまでは、あと数週間しかない。これはリウマチ学研究では、最も権威あるカンファレンスで、世界中の研究者や医師が何千人も、最新の発見を目にしようとこの地に集まってくる。

レイトブレーキング・アブストラクトはこういったカンファレンス独自の概念で、締切が過ぎた後に研究の演題を発表のリストに掲載してもらうことを意味する。このレイトブレーキングというカテゴリーは、新しく、また目覚ましい発見を対象としていて、一般的には応募が遅れてしまっても敬意をもって受け入れられるような、有名な学者のために確保されている。私は無名の新人に過ぎない。

彼の提案に、思わず笑ってしまった。

「やってごらん」

部長は、いたずらっぽく目をきらりと光らせて言った。

やってみると、驚いたことに針の穴を通すような厳しい審査を通過してしまった。何百通もの演題の中から、レイトブレーキングとして選ばれたのは約一五個の研究だけだった。私がこれまで話したうちの、ほとんど誰もこの発見に興味を持たなかったにも拘らず、遠いアメリカには、最後の瞬間に発表リストに入れてくれるほど、斬新な研究だと思った人がいる。やっと、と考える。少なくとも世界にひとりは、私の業績を信じてくれた人がいたわけだ。

私は有頂天になったけれど、それを誰かに話すことはなかった。いつもの通り、キャラメルのようにこの喜びを噛みしめる。指導教官にさえ、あの権威あるカンファレンスで発表させてもらえるようになったことを伝えたのは、しばらく経ってからだった。

降水量を減らそうと傘を捨てる

私の研究は小規模で、この類の中では初めてのものだった。測定結果は、注意深く解釈する必要がある。どんな研究であっても、相関関係と因果関係を取り違えてはならないというのが原則だ。簡単に言えば、ふたつの事象が同時に起こったとしても、片方の事象がもう片方の原因だということにはならないのだ。

例えば、ある研究者が人口ひとりあたりの傘の数と、年ごとの雨の降る日数の関連を、ベルゲンとオスロで調べていたとしよう。その結果、人口ひとりあたりの持つ傘の数はベルゲンの方が多く、それと同時に雨の日数も、オスロよりベルゲンの方がずっと多いことが分かったとする。そのため研究者はベルゲンの人々の持つ傘の本数が悪天候の原因だと判断し、減らすように提言した。誰が見ても、ばかげた話だと思うだろう。けれどももし私達が雨と傘について、大した知識を持っていなかったら、とも考えてみてほしい。例えばどこか遠くの、雨も傘も存在しない星からひとりの研究者が来たとしたらどうだろうか。多くの場合、私たちはそのような作業をしている。ほとんど道なき道を進んでいるのだから。傘が雨の原因だという前述の因果関係については、一見論理的に思える、間違った結論の方が早く出せる。

私の研究では、炎症の原因となるサイトカイン量に合わせて、血中で二種類のホルモンの量が変動するのを観察した。これはホルモンの値の上昇が、炎症の悪化の原因となることを意味しているのだろうか？　それはまだ分かっていない。個別の研究は、確実な答えを出すのに十分ではない。むしろ免疫システムの方が二種類のホルモンに影響をおよぼすのだろうか——つまり因果関係は逆向きかもしれない。そうでなければ、こういう場合よくありがちなのだが、私たちが研究している以外の何かが、裏で糸を引いているのかもしれない。

更年期障害のために、エストロゲンのサプリメントを処方された女性の例を挙げよう。何年か前、このような薬を服用した女性はほとんど心臓病にはかからないことが、大規模な人口調査で分かった。エストロゲンを補うことが心臓病を予防したと考えるのは、当然だ。しかし研究者がさらに研究を進めて詳しく調べたところ、このようなサプリメントは、むしろ心臓病のリスクを高めることが判明した。どうしてそんなことがあり得たのだろう？

エストロゲンのサプリメントと心臓病罹患率の低下は、別の何かによる、偶然の副次効果だったらしい。この薬を服用した女性たちは、大部分が社会的経済的に高い階級層に属している。このような女性は、更年期障害の時などには医師の診察を受けるものだ。つまりこの階級層には、エストロゲンを処方された女性がたくさんいた。裕福な階級層のメンバーにはもうひとつ特徴があり、彼女たちはよくジムにかよい、食生活が健康的だ。そのため心臓病の罹患率が低い。つまりエストロゲンのサプリメントはほとんど関係がない。リスクの低さは、むしろ彼女たちの健康的な生活のおかげなのだ。

さらによく研究した結果、エストロゲンのサプリメントと心臓病の関係は複雑だということが分かった。リスクは年齢や薬品を服用していた期間といった、いくつもの要因によって変わる。彼らの人生を注視すると、関係性に脈絡があるように見えても、ほとんどの場合はもっとずっと複雑なのだ。

私たち研究者は、単なる偶然による関係性は排除できるという、ある程度の確信をもって分析を行う。とはいえ、それを一〇〇パーセント防ぐことは不可能だ。自分が目にしたホルモンLHやFSHとサイトカインの間の関係性が、関節リウマチに与える影響については、私は確信を持てなかった。けれども、もしLHやFSHが炎症に影響をおよぼしていることが正しいとしたら、これは驚くべき発見だ。この分野で最大の謎を解き明かす手掛かりになるかもしれない。どうして自己免疫疾患にかかるのは、大多数が女性なのかという謎。

女性特有の疾患

「自己免疫疾患に性差があることは、もうずいぶん前から有名だった。進化的にはこの性差は月経、妊娠、出産（こういった事象は私たちを環境要因から防御している、粘膜の損傷を伴う可能性がある）によって女性の免疫システムがさらされる大きな変化と一部関係していると思われる」

『環境が自己免疫疾患の発症におよぼす影響を男女別に考察する』二〇一三年

肉体は性別間では決して公平とはいかず、自己免疫疾患については、特にその傾向が強い。患者が一〇〇人いれば、そのうち八〇人は女性だ。男性と女性の免疫システムの間には大きな差があるので、それは大して不思議なことではない。免疫システムの中にある細胞と分子は誰でも同じだけれど、構成が違う。女性は、子どもを産むからだ。では体内の決定的な立役者はなんだろう？　それはもちろん、ホルモンだ。

女性の体内では、エストロゲンは女王のような存在だ。ホルモンは身体中の細胞や組織に影響を与え、女性の健康にとって、とても重要だ。それは心血管系に影響を与え、骨格を強め、神経系を良好な状態に保つ。

エストロゲンは免疫システム中の兵士たちにも影響をおよぼす。体内の防衛軍は毎月、月経周期に合わせて再編成を行う。一般的に女性は男性よりも攻撃的な免疫システムを持っていて、そのため伝染病に対する耐性も強い。しかし妊娠中は免疫細胞の攻撃性が弱くなる。胎児が攻撃を受けないようにするには、必要不可欠な作用だ。性ホルモンはこのような変化を裏から操っている。それなら、性ホルモンがほとんどいなくなってしまう時にも、何か影響があるに違いない。

女性はある程度の年齢に差し掛かると、突然エストロゲンが奪われ、そして更年期に入る。短期間のうちに、身体がすっかり変わってしまう。筋肉や肌はたるみ、心血管系は弱くなり、脳機能も影響を受け、骨格はもろくなる。女性の場合、更年期の前に心臓病にかかるのは大変珍しい。また女性が骨減少症に罹患した場合、半数は更年期に入った最初の五年のうちに発症する。

更年期は免疫システムにも影響する。私はしょっちゅう、この時期につらい症状が出てしまった女性患者を診察している。多くの場合、確実な診断は下りず、この症状が繰り返し、出たり引っ込んだりする。きちんとした診断が下っていたら適切な治療を受けられたのだが、こういった女性は、それがないまま長い間身体の不調に苦しむことが多い。こういった症状は、女性の人生でもちょうどこの時期に起こる、免疫システムの変化に関係していると思う。この不調は絶対に気のせいなどではない。医療現場で働く私たちは、それにもっと意識を向けるべきだ。

一方で、多くの女性が自己免疫疾患を発症するのも、ちょうど更年期だ。更年期が遅い方が、関節リウマチにはかかりづらい。あるスウェーデンの研究によると、女性が四五歳より前に更年期に入ってしまうと、関節リウマチに罹患するリスクが高くなるという。またその研究は、出産直後かまたは更年期のエストロゲンのレベルの低下が、関節リウマチのリスクを高めることも示唆している。

エストロゲンと自己免疫の関係を探るのは、決して容易ではない。実際、エストロゲンが逆に作用しているように思われる自己免疫疾患もある。性差が不均衡に大きい疾患のひとつは狼瘡だ。この病気を患う一〇人のうちの九人は女性だ。狼瘡は特に結合組織の炎症を引き起こし、全身に広がることもある。狼瘡の患者は、エストロゲンのレベルが上昇する妊娠中に、症状が重くなる。さらに、更年期に入ると、狼瘡にかかるリスクは減る。つまりこちらの場合には、エストロゲンの減少が、疾患から身体を守っているように見える。

関節リウマチについては、研究者は長い間、エストロゲンの投与が苦痛を和らげると考えていた。しかし複数の研究により、エストロゲンの増加による回復は、ほんのわずかか、またはまったくないことが判明している。さらに、ピルが関節リウマチの予防に効果があるのではと期待されていたが、明確な解答は得られなかった。エストロゲンは自己免疫作用の進展にとって重要なのかもしれないが、それによって全ての答えが得られるわけではない。

男性もエストロゲンを産生するが、その値はずっと低い。また彼らには、女性のような劇的な更年期もない。それでも自己免疫疾患患者の五人に一人は男性であり、中には罹患する男性の割合が、女性の二倍という疾患もある。それでは男性と女性の性ホルモン産生には、何か共通の要素があるのだろうか？　そう、それはあるが、説明するには連鎖反応のかなり手前の方までさかのぼらなければならない。

性ホルモンを産生するシステムは、工場のようなものだと推測できる。女性の卵巣と男性の精巣は生産現場。ここでは工員が性ホルモンを作り、身体に送り出している。工場には生産を管理する上司がいなければならない。ホルモン工場の一番上に立つ工場長は、男性の身体でも女性の身体でも同じだ。

ホルモン工場

性ホルモンの産生は、私たちが視床下部と呼ぶ脳内の部分で始まる一連の作用だ。あなたは空腹、喉の渇き、震え、発汗はどうして起こるのか、不思議に思ったことがあるだろうか？　またはある夜には自分のパートナーとうきうきとベッドに飛び込んだのに、なぜ次の夜には頭が痛いと言い訳するのだろう。その理由を知りたければ、脳の基底部にある、先ほどの視床下部に注目すればいい。

視床下部は脳内でも一パーセントに満たない部分だが、生命維持に不可欠な機能をつかさどっている。脳と内分泌系の間の交換台だ。例えばプラダー・ウィリー症候群を見れば、視床下部がどれほど大きな影響力を持っているかがわかる。この遺伝性疾患は、視床下部の機能障害を引き起こし、それが思春期の遅れや生殖器の発育不全、低身長、眠気、言語障害、体温の変動や、その他さまざまな症状の原因となる。時とともに子どもは異常な食欲を示すようになり、それが肥満を招く。言い換えるなら交換台に故障が発生すれば、深刻な結果に至るのだ。

視床下部に自分のオフィスを構える工場長は、ホルモンＧｎＲＨ（ゴナドトロピン放出ホルモン）だ。視床下部には独自の秘密情報部があり、適切な量のホルモンが分泌されるように調整するため、体内の通信を傍受している。もしこの秘密情報部が性ホルモンの分泌量が少なすぎると聞きつけた場合、もっと働けと工員に指令を出す必要がある。産生量を増やすよう指令を出すために、工場長ＧｎＲＨはエレベーターを使って階下のオフィスに降りていく。

そこは脳下垂体という中間管理職のいるオフィスで、ブルーベリーのように視床下部の真下にぶら下がっている。工場長は胸を張って入っていくと、中間管理職に向かって大声を上げる。

「もっと性ホルモンが必要だ！」

この中間管理職のふたりこそが、ホルモンLHとFSHだ。ふたりはすぐに血液中に飛び込むと、工員に命令する。つまり卵巣または精巣だ。そこで、すばやく機械を稼働させるように、生産現場へと急行する。こうして体内に、性ホルモンが放出される。

これは体内にある、多くのホルモン連鎖反応のひとつだ。全ての指令は、視床下部と脳下垂体から出る。ストレス応答〔熱や圧力、物理的刺激など生体に対して与えられたストレスに対して行う生物や細胞の反応〕をつかさどるホルモンは、ここから指示を受ける。フィリップ・ヘンチは炎症を和らげるホルモン、コルチゾールをこのシステムの中で発見した。視床下部はホルモンを通じて新陳代謝をつかさどるが、これが源となって私たちはエネルギーを得る。人の肉体がいつまでも子どものままではいないように采配してくれる成長ホルモンの源泉は、視床下部にある。そして身体は、この場所から体液バランスを調整する。視床下部と脳下垂体は総体的に、身体のバランスを取る任務を担っている――肉体が適切な体温を保ち、適度な値のエネルギーを産生し、食べ物や飲み物を摂取し、生殖活動ができ、そして十分な睡眠が取れるように整えているのだ。

このようなホルモンのひとつが、免疫システムのバランスを保つ上でも重要であったらどうだろうか？　もし、関節リウマチ時の炎症に性ホルモンがどのように影響するのかを調査したいなら、真剣に新しい実験をしなければならない。システムの大本、セックスや生殖をつかさどる本部にいる工場長までたどる必要がある。

空港での研究

二〇〇六年一一月、私はワシントンで開かれる米国リウマチ学会の年次カンファレンスで、自分の発見をレイトブレーキング・アブストラクトとして発表するため、旅立った。演題を送ってみるように励ましてくれた、部長も一緒だった。コペンハーゲンにあるカストルップ空港での乗り継ぎの間、私たちは空港のカフェで座っていた。一面全てガラス張りの、空港の窓からは日光が差し込み、外の滑走路からは飛行機のごう音が聞こえる。

私は完全に仕事に没頭していて、部長はホルモンと免疫システムのことしか話さない私をからかっていた。私が何らかの形で研究を進められそうなことが分かってほっとしているらしく、その声音は明るかった。これまでの研究を、当てずっぽうで終わらせずに済む。

「臨床試験がいりますね」

そんな言葉がこぼれ出た。私は何かおかしいと思いながら結果を見ていた時からそれを、考えていた。臨床試験とは、患者への治療法や医薬を試すことを意味している。

「LHとFSHのレベルを下げて、それで炎症が軽くなるかどうか見てみる必要があります」

私はそう続けて、ひじを白いテーブルにもたせかけると、彼の反応を注意深く見ていた。

「それはどうやってやるんだい？」

部長の表情が引き締まった。けれども好奇心で目をきらりと光らせる。

私は一息吸い込むと、一気に言った。

「患者にＧｎＲＨアンタゴニストを投与するべきです」

何週間か頭の中で渦巻いていた考えを、初めて口にした。こんな向こう見ずな提案を持ちかけるなんて、無謀としか言いようがない。今考えると、それほど非現実的なアイデアというわけではないが、当時はそれまでにない、画期的な方法だったのだ。ＧｎＲＨは性ホルモン工場で発生する全てをつかさどっており、ＧｎＲＨアンタゴニストはホルモンが作用するのを阻害する。つまり私のアイデアとは、工場長に何日間か休暇を取らせることだった。工場長がいなければ、工場は休業する。それまでは、誰も医薬のこういった効能を、自己免疫疾患に対して試したことはなかった。それはこう言うようなものだ。

「すみません、私たちがちょっと研究をしたら、このような興味深い結果が出ました。ですから脳の重要なホルモンの分泌を抑えてみようと思います」

一般的にはまず細胞レベルを確認するといった、ホルモンとサイトカインの新しい研究を実施するだろう。そう考える方が自然だ――けれども臆病な感じもする。私のお手本は、患者の苦しみに毎日向き合い、何よりも治療法を見つけることを望んだ、フィリップ・ヘンチだった。私の発見が重要なものかどうかを調べる最良の方法は、ＧｎＲＨをブロックして、炎症が軽くなるかどうかを検証することだ。この治療によって、患者の回復に貢献できるかもしれない。私は希望の芽が出てくるのを願って、種を植えてみた。

部長は驚くほど穏やかに私を見ると、「そうか」と言った。観光客は待合室の前を悠々と通り過ぎ、出張へ出かけるビジネスマンは次の飛行機へと急いでいた。私は空のコーヒーカップに目を落とす。

「分かった」

彼はそう言うと、ニヤリと笑った。

「こいつは、大失敗かノーベル賞のどちらかに転ぶな」

高い天井から、ほとんど無関心な乗客に向けて一本調子のスピーカーの声が響いてきた。

「ワシントン行きの便は、ご搭乗いただけます」

大ヒット製品

米国リウマチ学会の年次カンファレンスは研究者の集まるマニアックな祭典で、二万人以上の人々が参加し、何百もの講演や討論会が、数日間にわたって開かれる。リウマチ研究の花形を擁する、大掛かりなホールやステージで、いわば研究者のための野外フェスだ。プログラムは小さなお菓子を並べておいて、そこから好きなものをつまめるたくさんの棚のようなものだ。私はプログラムを見て、自分の参加したい催しの部分に、全て印を付けた。それから部長のも取って、彼の分の印も付けてあげた。部長は寛大なほほ笑みを浮かべて見ているだけだった。

私はこういったカンファレンスに付き物の、特別な雰囲気の中に飛び込んでいくのが、大好きだ。そこにいる人々の脳内で、思考が駆け巡る音が聞こえてくるような気がする。けれども今回は、以前とは違って、自分の発表という任務を負っている。講演を行う予定はなかったけれど、展示会場に置かれた「レイト・ブレーキング・アブストラクト」のコーナーでは、私の研究の成果が大きなボードに展示されている。休憩時間には研究者が、この分野の最先端研究を見にやってきて、研究の背後にいる私たちと話す。

前の夜、私は細部まで入念に準備をし、早めに床についた。次の朝、専門家に見えるように、念入りに選んだ服に袖を通す。階下に向かうエレベーターの中で、ある男性が「少なくとも外見的には最優秀者だね」と言った。男性優位の学術界には、ありがちなせりふだ。学術と研究について議論するために来ているのだから、私の外見などどうでもいいはずなのに。私は二七歳で、並み居る教授や学術界のスーパースターの中で縮こまり、心細さを感じていた。とはいえ、私はここにいる！

朝早く、ドアを通り過ぎて広々としたカンファレンス会場に入っていったが、ほとんど人影はなかった。プレゼン資料の最後の調整をし、聴衆を待つ。何人かのノルウェー人の研究者が来て、励ますように肩を軽くたたいていった。きっと、このように真剣になっている私を、かわいらしいと思っていたのだろう。

このカンファレンスは、初めて味わうスリルと、時によっては不健全な関係を与えてくれた。全世界の医療界から何千人もの医師や健康管理業界の供給業者が集まるところには、製薬会社もやってくる。彼らは高級レストランでのディナーを手配し、最高のパーティーを開く。医師の中には、社交的なことがからきしだめな人もいるが、製薬会社はムードを盛り上げる方法をよく知っている。もちろんそれには理由がある。幸いなことにこのような接待についての法律は厳しくなっている。けれども完全になくなったわけではなかった。

ノルウェーの病院には製薬会社の担当者が定期的に訪れては、自社の医薬品に関する最新の研究を紹介していく。当然ながら、自分たちの医薬品が一番いいと、医師たちに納得してもらうことが狙いだ。ベタニエン病院も例外ではなく、幾つもの企業の担当者が、ほぼ毎週火曜日に訪れている。残念ながら、けちをつけるような質問が担当者にぶつけられることはほとんどない。私は時々、彼らの販売促進する医薬を悪く見せる情報は、省略されていると感じていた。

製薬分野は世界で最も収益を上げている産業のひとつであり、ほとんど誰もが憧れるような莫大な利益を得ている。フォーブス誌は毎年、世界の有力企業のリストを掲載しているが、世界大企業番付の一〇〇位以内には、複数の製薬会社が名を連ねている。二〇一七年のリストによれば、巨大企業のファイザー株式会社は単独で総売上高が四〇〇〇億ノルウェー・クローネに迫り、年益は約六〇〇億クローネだ。企業価値はウォルト・ディズニー・カンパニーを追い抜いている。

私は製薬会社の担当者が自信たっぷりに、ワシントンのカンファレンス会場を闊歩《かっぽ》しているのを、かなり興味を引かれながら、じっと眺めた。彼らは最先端の「大ヒット商品」、つまりハリウッドのヒット映画と同じように何十億クローネもの収益をもたらしてくれる、医薬を探し求めているのだ。何年か後に私自身が、あの裕福で秘密に満ちた医薬企業から、炎の洗礼を受けることになるとは、想像もしていなかった。

この何十年かの間に、何百万人もの患者が、新しい医薬の発見のおかげでどんどん良い生活を送れるようになっている。自己免疫疾患の分野でも、間違いなく大ヒット商品が生まれている。関節リウマチやその他の疾患に効くより良い治療法の探求は、偶然性、優秀な人材、そして投資する意欲によって成り立っている。

前よりも快適な生活を送れるようになった患者のひとりは、マーリット。関節リウマチを患う彼女の生活は、一患者が体験した治療法革命と、まだ残っている、なすべき課題についての物語だ。

黄金、マスタードガス、そして世界一高価な医薬

「人々は、私たちがおかしくなったと思いました」
ラヴィンダー・メイニー教授が講演「基礎から臨床研究へ、そして抗ＴＮＦ治療」（二〇一一年）で述べた言葉

制御不可能な免疫システムを、どのように治療すればいいのだろう？　免疫疾患治療の話は、どちらかといえば悲しみに満ちている。免疫システムが正常に作用するように、戻す治療法を発見した人はいない。私たちに残されている選択肢はひとつだけで、それは炎を小さくすることだ。フィリップ・ヘンチがコルチゾンで成功したように、炎症を和らげるのだ。

この二〇年間で、多くの良質なタイプの免疫抑制薬が、発売されるようになった。しかし大きな問題がふたつある。ひとつにはこのような医薬には強い副作用があり、多くの患者の生活の質が低下してしまうこと、もうひとつには全ての人に効くわけではないことだ。よく効いたと感じる人もいれば、効果をまったく感じなかったという人もいる。

私が初めてマーリットに出会ったのは、ベタニエン病院の廊下でだった。この頃私は治療法研究に協力してくれる患者を探していて、マーリットに参加してくれないかと声をかけた。彼女は体調が悪化している時期で、とてもつらそうに見えた。マーリットは、プラセボグループの方、つまり治療を受けられない患者の方に入るリスクがあるからと、参加を断わってきた。

上ったかと思えば叩き落されるようなマーリットの体験を聞けば、彼女がうたぐり深くなるのも無理はないと思える。一九八四年から一九八九年にかけて、マーリットは三人の子どもを出産した。最初の出産の二、三ヶ月後、かかとに痛みを覚えて歩くのがつらくなった。それほど大変な症状だとは彼女は思っていなかったけれど、病院で診てもらおうと考える程度にはひどかった。医師がおそらくこの症状は初期の関節リウマチだと思うと言うのを聞いて、彼女は怖くなった。

「家族の中で関節リウマチにかかった人は誰もいなかったので、この病気については何も知りませんでした」

マーリットは言う。

下のふたりの子どもたちは、間を置かずに生まれてきた。三人目の出産の時、彼女は手にも症状が現れたことに気がついた。うずくような痛みと関節のこわばり。疾患は妊娠とともにやってきて、三回目の出産の後、症状は段階的にひどくなっていった。彼女はすぐに、ベタニエン病院のリウマチ科への紹介を受けた。医師たちは血液サンプルやレントゲン写真の変化を検証したがり、そのため診断が下るまでに何年か待たなければならなかった。

一九九三年、ベタニエン病院のそばに三菱自動車の赤い箱型トラックを停めた時、マーリットは自分に何が待っているのかを知っていた。D-day《診断の日》、diagnosis day。診察室で彼女は長い間待ち続けた、診断結果を受けた。さまざまな検査の結果は、彼女が関節リウマチであることを、確かに示していた。

「私は、嬉しくなりました」

マーリットは言った。何年もの間、彼女は自分の不調の原因がなんなのか、病名も分からないままだった。調子の悪い時、どれほどひどい疲労感が彼女を襲っていたのか、説明するのは簡単ではなかった。誰だって時には疲れを覚えるのだから。彼女は、きちんとした説明、つまり誰もが知っているような病名を言えずにいる間、いつもどこかきまり悪さを感じていた。けれども関節リウマチという病名が分かったことで、周囲の人に体調の悪さを理解してもらえるようになり、やっと解放された。

「背負っていた重荷が肩から取り去られたようでした。私が感じていたさまざまな不調は妄想などではなく、ちゃんとした名前があったのです。こんな診断に喜ぶなんておかしいですよね。でもそういうものなんです。あいまいな状態で長い間過ごした後では、理由がわかることが嬉しく思えるのです」

マーリットは言った。

一九九〇年代の冒頭には、それほど多くの治療の選択肢はなかった。最も重度の患者は、入院していた。そのうちの多くは、関節の変形やつらい痛みや、決して引くことのないひどい疲労感を抱え、身体障害者になっていた。マーリットは病院の廊下でそんな様子の患者を見て、ショックを受ける。マーリットは有名なバラット・ドゥエ音楽研究所〔ノルウェーの音楽教育で中心的役割を担った、ピアニストのマリー・バラット・ドゥエとヘンリック・ドゥエが一九二七年に設立した音楽研究所〕で教育を受けた音楽教師だったけれども、ピアノとギターの演奏はもう諦めることになるのだろうと、察した。疾患はゆっくりと、けれども着実に彼女から音楽を奪っていくだろう。関節リウマチが喉仏を襲ったら最後、歌声すらも失うことになる。

それでもマーリットは養護教諭の教育を受け直し、長い間仕事を続けることができた。アウトドアを愛する彼女の家族は、五人でサイクリングやスキーやトレッキングを楽しんでいた。冒険を愛する、典型的なノルウェー人なのだ。体調が許す限り、マーリットも以前と同じように家族に付き合った。

「とはいえ、いつ病気が重くなるかは分かりませんでした。ですから例えば、ロッジからロッジへと渡り歩くようなトレッキングは諦めなければなりませんでした。関節リウマチのせいで、今までやってきたことの一部はやめなければなりませんでしたが、病気に私の人生をすっかり明け渡したわけではありません」

マーリットが生活していけるのは、大部分が、段階的に発生した治療法革命のおかげなのだ。

健康な指

一九九〇年代にはすでに、医師たちは程度の差はあれマーリットが関節リウマチであることを確信していた。彼女に対して最初に行ったのは、金を注射することだった。そう、金だ。私自身、結婚指輪を付けている指だけは他より調子が良さそうな、関節リウマチの患者を目にしている。患者の中には、調子がよくなるからと何本もの指に金の指輪をはめて、診察を受けに来る人もいる。

一九九〇年代、ひとりの六二歳のイギリス人女性がきっかけで、ある実験が行われることになった。彼女は四七年間、関節リウマチを患っていた。研究者は、彼女が結婚指輪をはめている指だけは、他よりもかなり痛みが少ないことに注目していた。そのため彼らは、金の指輪をはめている三〇人の患者と、はめていない二五人の患者のレントゲン写真を撮ってみた。

通常は、指輪をはめるのは片手だけなので、研究者は患者の左右の薬指の関節にも違いがあるかどうかを検証した。違いはあった。患者が金の指輪をはめている指の関節は、もう片方の手の同じ指と比べて、損傷が軽かったのだ。指輪をはめていない患者の場合は、左右の手でこのような違いは生じていなかった。

　経験豊かな医師にとっては、この発見は何ら驚くほどのものではなかった。金は関節リウマチの治療に一〇〇年以上も使われてきたのだから。二〇世紀の初頭、研究者の間では結核菌が関節リウマチの原因だと考えられていた。この頃は金自体が、細菌に効果があると信じられていたが、後にそれは間違いであることが判明している。どちらにしても、この仮説が根拠となって、関節リウマチを金で治療しようとしていた。そして、それが正解だったことは、証明されている。

　四八人の関節リウマチ患者を対象とした一九三二年のある研究は、彼らが金による治療で回復したことを示した。その後の数十年、いくつもの研究により、金が苦痛を和らげることが分かった。これは数少ない有効な治療だったため、よく行われていた。しかし患者が回復を感じるまでには数ヶ月かかった上、副作用も多かった。もうそれほど広く用いられている治療法ではないが、一部の患者は相変わらず金に何か良い効能があることを、身をもって体験している。その理由は明確には答えが出ていないけれども、何かしら炎症を和らげる効果があることは確かだ。

　金は、マーリットの身体には合わなかった。

「私は病気になり、身体中に発疹が出ました。ですからすぐに使用をやめました」

マーリットは話した。次に試したのはスルファサラジン〔腸の炎症をしずめる薬だが、腸溶錠は体の異常な免疫機能を正常化する作用があり、関節リウマチにも効果がある〕だ。医師たちが関節リウマチの原因は結核だと考えていたため、両世界大戦の合間に試験的に用いられていた。後になり、八〇年代に行われたいくつもの研究が、この医薬には効果があることを証明しているが、こちらもその理由が正確には分かっていない。炎症を鎮める効果があるため、関節リウマチや腸の炎症性疾患に用いる。けれどもスルファサラジンもマーリットを回復させることはできなかった。彼女は、目立つような効果は感じなかった。

マーリットの症状にやっと診断が下った日、医師は効果のありそうな新しい治療法について、彼女と話し合った。彼女はその日をよく覚えているという。

「医師が細胞傷害性薬物の名前を挙げた時、それはがん患者に使うものじゃないの、と思いました」

マーリットは言う。けれども、そうではなかった。関節リウマチの治療の根本である細胞傷害性薬物の経緯を話すなら、第一次世界大戦と第二次世界大戦の惨事まで遡る必要がある。

医薬になった致死性ガス

実験室の中ではイギリスの化学者フレデリック・ガスリーが、何かを調合していた。それは後にマスタードガスと呼ばれるようになるものだった。ほんのわずかな用量のガスでも、肌荒れや目の痛みを引き起こす。大量に吸い込むと肺が破壊されてしまう。この毒は私たちの生命維持機構である、細胞中のDNAを襲う。戦場を覆う不吉な黄褐色の霧は、まもなく襲ってくる痛みの前兆となった。何時間か経つうちに焼けつくような赤い斑点が出てきて、やがてそれが膨れ上がって黄色い水ぶくれになる。兵士の中には目が見えなくなり、苦痛に満ちた暗闇の中でもだえる者もいた。しかし兵士が本当に恐怖を覚えるのは、痛みが強くなり、やがて喉がぜいぜいと音を立て、短い空咳が出始める時だ。その時にはガスは肺を攻撃しており、生命に関わる。

第一次世界大戦が終わってまもなく、何人かの研究者が生き残った兵士たちの後遺症を調査した。

すると発覚したのは、体内の新しい血液細胞をつくる骨髄が、ほぼ完全に破壊されていることだった。患者は繰り返し輸血を必要とし、何度も感染症にかかった。その後の二〇年、この発見はほぼ忘れ去られていた。新しい世界大戦が勃発するまで。

今日、細胞傷害性薬物と呼ばれている、この救命薬《マスタードガス》が医学界に紹介されたのは、イタリアの都市バーリに行われた爆撃がきっかけだった。ドイツの戦闘機がアメリカの戦艦を爆撃した時、そのうちの一艘が七〇トンのマスタードガスを積んでいた。この毒ガスは街中に拡散し、その後の数ヶ月で多数の死傷者を出した。後にこの出来事はジョン・ハーヴェイ号事件と呼ばれるようになった。

アメリカの研究者は生き延びた人々を対象に検査を行い、人体に対するこのガスの驚くべき破壊力を改めて知った。研究者はすぐに、体内の白血球がほぼ全滅していることに気がついた。白血球とは私たちの免疫細胞であり、マスタードガスは免疫システムを破壊してしまったのだ。

今回の検査結果は、注目を浴びた。この生命を脅かす混合ガスに、リンパ腫や白血病といった免疫システムを攻撃する種類のがんを抑えるような何らかの力があるのだろうか？　研究者は一連の試験を行い、今日使われている重要ながん治療薬のうちのいくつかを開発した。その中には細胞傷害性薬物のメトトレキサートも含まれている。がんは絶対的な死の宣告から、治療可能と見なされる疾患へと変わってきている。戦後、自己免疫は大きな研究分野へと発展した。自己免疫過剰活性が多くの疾患の原因となっていることが判明しており、そこで何人かの秀才が、もしがん治療薬が免疫システムを攻撃するなら、免疫疾患の患者をも救うかもしれないと考えた。六〇から七〇年代にはすでにいくつかの研究結果が、メトトレキサートが関節リウマチに効くことを示していた。ただしがん治療の場合よりも、用量はかなり低くする。問題は、自分たちが良性の疾患と見なす病に対して、がん治療薬を使うことに懐疑的な医師たちだった。人ががんで死ぬように、関節リウマチで死ぬなんてことがあるわけがないと考えていた。このような治療法を研究するわずかな研究者は、強い反対にあった。ひとりの研究者は、自分の同僚の反対に耐えられず、確実に成功するであろう研究の発表を、断念したという。

そのため、関節リウマチ患者や強直性せきつい炎、乾癬、クローン病といったその他の自己免疫疾患の患者についに転機が訪れたのは、一九八〇年代に入ってからだった。低用量のメトトレキサートは免疫システムをある程度食い止め、炎症を和らげる。もし患者が薬の服用をやめてしまうと、再び強い攻撃に見舞われて疾患がぶり返してしまう。そのため現在、関節リウマチ治療の根本をなすのは、継続的な低用量のメトトレキサート、つまり細胞傷害性薬物なのだ。

マーリットは一九九〇年代の半ばにメトトレキサートを服用し始め、それ以来ずっと続けている。彼女が最初の一服を飲んだ時は、まだ他にはそれほど多くの治療法がなかった。幸運なことに、その状況はイギリスのふたりの研究者のおかげで、急激に様変わりする。彼らが発見したものは、後に抗TNFと名付けられた。それはコルチゾンとメトトレキサート以来の大躍進となった。

革命

八〇年代、マーリットが疾患にかかったのと同じ頃、イギリス出身の研究者ラヴィンダー・メイニーとオーストラリア出身の研究者マーク・フェルドマンが辛抱強く研究に取り組んだ末に、多くの自己免疫疾患治療に革命をもたらした。彼らの発見は、今日バイオ医薬品〔バイオテクノロジーを用いて創製される医薬品で」として知られている。

バイオ医薬品は生細胞や生体組織から製造されていて、典型的な医薬品とは異なる。バイオ医薬品は分子が大きく、身体にある実際のタンパク質に近い。このバイオ医薬品は、炎症を引き起こす連鎖反応中の、特定の部分を狙い撃ちすることで症状を鎮める。

ラヴィンダー・メイニーはインド系のイギリス人リウマチ学者で、私にとって最もインスピレーションを与えられた研究者だ。研究プロジェクトが成功したら、その後同じ研究は続けない研究者が多いが、メイニーとフェルドマンは違った。それどころか、この医薬が市場に出るように、製薬会社と協働した。後から考えると、それが何百万人もの患者を救ったのだ。ふたりは自分たちの発見に責任を持ち、始めた仕事を完遂した。

私自身、メイニーの行った講演を見たことがある。大多数の研究者は、自分がどれだけ難しい先端の研究を行っているかを同僚に示すためだけに、難しい言葉や仰々しい説明で並べ立てた発表を行う。しかしメイニーは、違う。彼は誰もがわかるように、自分の研究を説明する。メイニーの有名な講義*Bench to Bedside Research and Development of Anti-TNF Therapy*（基礎から臨床へ、そして抗ＴＮＦ治療）は、ＹｏｕｔｕｂｅI上で簡単に見つかる。その中で彼は、自身の研究の過程について語っている。

彼は、この治療法を最初に試してみた患者の映像を上映することから、話を始める。時は一九九二年で、彼らは抗ＴＮＦにどんな効能があるのか、想像もしていなかった。暗い画面の上にタイトルが表示される。「治療前」と。それから灰色の階段が映し出される。左の方には白いブラウスに黒いスカートをはいた女性が、苦労して階段を上っていくところが見える。彼女は白い手すりを掴んで、自分の身体を引っ張り上げている。階段の上に着くと、よちよちと階段のもう一方の端に寄って、今度は下りようとする。痛みを抱えているのがありありと見える。彼女は両方の手で白い手すりにしっかりとつかまり、横向きになって下りていく。

やがて画面は暗くなり、「四週間後」というテロップが出る。同じ患者が、同じ階段にいる。本当にそうだろうか？　驚くべき変化が起こっているので、自分の目を疑いたくなってしまう。彼女は休憩時間に教室から飛び出す子どものように、弾むような足取りで階段を下りていく。一番下に着くと、腕を大きく広げ、にっこりとほほ笑んで終わる。

「こちらの二〇歳の患者さんは、人体では試されたことのなかった治療を受けた、二〇人の人々のうちのひとりです。第一二番目の方なのです」

メイニーは講演の中で話す。黒いスーツと白いシャツに身を包んだ、演壇のメイニーが、演台に両手を置いたまま、映像を流した理由を説明する。

「私がこちらを見せたのは、医学的に医薬の効能を評価するのは、難しいからです。しかしこういうものを見せれば、私たちが何かかなり珍しいものを発見したことが、明らかになりますよね」

メイニーが言う。

ラヴィンダー・メイニーとマーク・フェルドマンは、インペリアル・カレッジ・ロンドンのケネディ・リウマチ研究所で出会った一九八五年から、ともに関節リウマチを研究している。医学界は、関節リウマチの最大の問題が免疫システムであることは知っていたが、新発見はこの先ふたりが辿っていける、新しい道を与えてくれた。新発見とはつまり、最初のサイトカイン、免疫システムのメッセンジャー・ボーイだ。

現在は、何百ものサイトカインの存在が知られているが、八〇年代にはまだ、大部分が未知の存在だった。その時、三つの重要なサイトカインが浮上する。[3]

「私たちにとっては、プレゼントの箱が降ってきたようなものでした。この三つは関節リウマチにおいて、大変重要な役割を果たしていたのですから」

メイニーは講演で語った。

ラボでの複雑な実験により、ふたりは炎症を起こした関節では、先ほどの三つのサイトカインが異常な値を示すことを発見した。またそのうちのひとつが他のふたつを支配しているように見えることも。それがTNFだ。ラボの試験管内では、TNFを阻害すると、炎症を引き起こす連鎖反応が停止するのが見えた。

問題は、それが試験管の中で起こったことだ。細胞、分子、体液の宇宙である人体となると、話はまったく別だ。そのためメイニーとフェルドマンは関節リウマチを誘起されたマウスで実験を続けた。マウスの身体でも結果は同じだった。抗TNFの投与により、関節が損傷を免れたようにさえ見えた。

「それはとても幸先の良い結果でした」

メイニーは言った。後は人体で試験を行うだけだった。しかし、そこで壁にぶつかる。

製薬会社がこの仮説を信じなかった。さらに他の研究者も、ふたりの頭がおかしくなったと思い込んでいた。彼らは、このような複雑な疾患でたった一個の分子がそんなに重要な役割を果たすなんて、理論自体が間違っていると主張した。

「彼らは私たちを追い出しました。丸一年間、私たちは戦い続けなければなりませんでした」

メイニーは言った。

それもつかの間だった。同時期、実はアメリカの研究者が、敗血症ショックにおいてＴＮＦが大きな役割を果たすことを発見していた。敗血症ショックとは臓器不全を引き起こす敗血症の時の合併症で、ほとんどの場合致命的だ。抗ＴＮＦは動物実験ではうまくいったけれど、人間では、効果を挙げそうもなかった。セントコア社は敗血症ショックの医薬に、多額の投資をしていた。同社は今や、倒産目前だった。同社の調査研究部門の部長はフェルドマンのかつての同僚であり、セントコア社は試しに抗ＴＮＦを関節リウマチ治療で使ってほしいと考えた。どちらにしても失うものは何もない。メイニーとフェルドマン氏には実験を行うのに、十分な量の薬が与えられた。

「もし順調にいかなければ、それはあなた方の問題ですよ。でもうまくいったら、それは私たちのおかげです。」

メイニーによれば、セントコア社の部長は彼らにそう言ったという。

それが一九九二年に始まった、二〇人の患者に対する試験の理由だった。結果は、あっという間に患者たちの身体に現れた。炎症は和らぎ、痛みは軽くなり、可動性のレベルが見違えるように変わった。加えて血液検査も、炎症が劇的に治まったことを示していた。

セントコア社は会社を救う可能性を見出し、その先の研究に資金を注ぎ込んだ。抗ＴＮＦは、関節リウマチとクローン病の両方で試験が行われた。クローン病とは消化管に炎症を起こさせる疾患だ。

（３）ＴＮＦ、IL-1 およびIL-6。

これまでより大規模で綿密な研究によって、効果があることが判明した。アメリカ食品医薬品局は、クローン病に対してこの治療を認可するかどうかを議論するために公開の会議を開いたのだが、多くの患者がそこに詰めかけた。こんなことはめったにない。患者たちはこの医薬がどれほど自分たちの生活を変えてくれたかを語り、専門家は患者からこの医薬を取り上げないように、請願した。政府は、一九九八年と一九九九年に抗ＴＮＦを関節リウマチとクローン病に使用することを認可した。新しい奇跡の薬が、発見されたのだ。

「分子をたったひとつ阻害するだけで、この恐ろしい疾患に苦しんできた患者に大きな変化が見られるなんて、まさに目をみはるような出来事でした。」

メイニーは後のインタビューで、そう言っている。まもなく抗ＴＮＦは、強直性脊椎炎（ＡＳ）、乾癬、若年性関節リウマチ、炎症性腸疾患など他の多くの免疫疾患にも効果があることが判明した。

この治療によって患者が回復しただけではなかった。製薬業界がさらに多くの抗ＴＮＦ製剤を開発した。最も良く知られているのは、レミケード、エンブレル、ヒュミラだ。この三つの医薬は世界で最も売れた医薬品のリスト二〇一六年版の上位五番以内に入っており、売上高は一年間だけで二五〇〇億ノルウェークローネを超える。ナイキの総売上高と肩を並べるレベルだ。

売上高の半分を占めるのはヒュミラであり、リストの一番上に位置する。たった一年で、これほど医薬が売れたことはなかった。メイニーとフェルドマンの研究は、何百万人もの患者の生活を改善した――同時に、歴史上で最も収益を上げた医薬品の始まりとなった。

しかしヒュミラも完璧な薬ではなかった。関節リウマチやその他の疾患の治療に抗ＴＮＦ製剤を用いることによって、治療法は日々進歩はしているが、それでもなお効果があるのは、患者の六〇から七〇パーセントに過ぎない。そのことはラヴィンダー・メイニーも十分に指摘している。約四〇パーセントの患者は、効果をほとんど、またはまったく感じない。

「どうしてそういうことになるのか、私たちにはわかりません」

メイニーは、講演で述べている。

歯で服を掛ける

ミレニアムを迎える頃、マーリットはノルウェーの家で、例の画期的で高価な薬を服用していた。抗TNFで患者を治療するには、数十万クローネかかり、マーリットがその薬を試してみるかどうかについては、賛否両論だった。

「問題は、単純に私がそれほど重い疾患かどうかでした」

マーリットは言う。レミケードを服用することになったと知った時、彼女は自分の五〇歳の誕生日パーティーに向かう途中だった。

「本当に嬉しくなりました。発売された時、この薬は革命をもたらしました。私は良い評判しか聞いたことがありませんでした。その頃、ノルウェーでこの薬をもらえた人は、ほんのわずかしかいなかったのです」

マーリットは言う。

薬を服用し始めて何週間か経った頃、彼女はなんだか身体が軽くなったのを感じた。

「全ての苦痛が消えたわけではなかったし、炎症もあちらこちらに残っていました。けれども一時的は、良い効能があったのです」

彼女は言った。まもなくぶり返しがやってきた。薬の効果は時が経つと、消えていく傾向にあった。その理由は、肉体からの悪い冗談のようだった。

免疫システムにとっては、生物学的製剤は未知の侵入者のようなもの。そのため体内の兵士たちは、この薬自体を攻撃する。時とともに兵士たちは、身体に注入された、生命を保つ医薬に対する防衛を強めていく。そして薬の効果がどんどん薄れていくのだ。免疫システムは自己免疫疾患の原因であり、それと同時に同じシステムが、医薬が効かなくなるように采配をふるう。

マーリットの場合、レミケードの効果がほとんど失くなるまでの期間は、三年から四年だった。医師は治療を、一旦中止した。彼女は新しい治療法を試すことができるようになるまで、一時薬を飲まずに我慢しているしかなかった。このようにして、年月は過ぎていく。常に新しい医薬が生まれ、しばらくの間は患者の体調を改善してくれる。けれどもしばらくすると、だんだんに症状が元に戻っていく。

「どの薬でも、服用をやめなければならないことは、一種の敗北でした。その後また新しい薬が効くと、天にも上るような気分になるのです」

マーリットは言う。彼女は関節リウマチに有効な薬を、ある限り全部試してみた。関節の損傷のせいで、二〇回以上の手術を受けなければならなかった。時にはお尻をひきずって家の階段を降りなければならないほど、症状が重くなった。このような時は、ベッドから起き上がるのにも着替えるのにも、人の手を借りなければならない。毎朝何時間かは身体が痛んで、まったく思うように動けない。まるで一晩で一〇〇歳になり、介護が必要になってしまったかのように。

「片方の手が使えなかったので、歯で洋服を掛けたのを覚えています。何か物を持つ必要がないように、背中にはいつもリュックサックを背負っていました。なんとか解決法は見つかるものですよ」

マーリットは言う。

あまりにも痛みが強い時には、高用量のコルチゾン治療を受けた。フィリップ・ヘンチがコルチゾンを初めて試験した時には、一日一〇〇ミリグラムを一〇回投与し、そのおかげで患者たちは車椅子から勢いよく立ち上がることができた。それは私たちが現在コルチゾンの長期投与に使っている量の、一〇倍以上だ。今日の高用量治療は、当時とはかなり異なり、一〇〇〇ミリグラムを静脈内に、三日間かけて三回注射する。マーリットはこのような、コルチゾンによる治療を何度か受けていた。

「ベッドに行く時には、症状が重くて立てないほどだったとしましょう。次の日に目が覚めた時には、身体が完全に回復していて、ベッドから飛び起きることができるのです。信じられないですよね」

彼女はそう言い、あの感覚はえもいわれぬ幸福感だと説明した。あのような高用量は、身体を一時期動かせるようにしておくための、救急手段だ。効果はほんの何ヶ月か続くだけで、副作用は大変つらい。

「それは砂糖依存のようなもので、一旦始めたらもっと欲しくなるのです。ものすごく調子が悪かった後に、爽快な気分で帰宅して、自由に動けるのですから。私たちリウマチ患者が、常にジェットコースターに乗っているような状態でいることを、他の人が理解するのは難しいでしょう。使っている薬が、どの程度効果があって、どの位それが持続するのか自分でもわからないのですから」

マーリットは言う。

マーリットの物語は、大勢の患者の話のひとつにすぎない。医師として、数え切れないほど多くの話を聞いてきた。私は、喉から手が出るほど良い治療法を必要としている人々がいるのを知っていた。特にあらゆる薬を試してしまって、最後には治療が棚上げされている人々、もう選択肢が残っていない患者たち。

ラヴィンダー・メイニーによれば、新しい治療法を探し求める研究者にとっては、偶然の一致こそが最も重要な要素かもしれないという。私も幸運に恵まれて、最後の瞬間に、LHとFSHの計測を行う選択をし、それが後で興味深い発見だということが判明した。そうは言っても、新発見とはまずマラソンレースのような努力を要する研究から生まれるもので、それを乗り越えて初めてゴールにたどり着ける。たとえ厳しい道のりであっても走り続け、それを受け入れていくしかない。

流れに逆らって

「学校では、私はいつも授業とは関係ないよけいな物事に興味がそれてしまい、それがいつも成績に響いていました」

バリー・マーシャル教授、ノーベル医学賞受賞者

「どうして今まで、こういったことを研究した人がいなかったのでしょう？　アニータ」

私はシーエンで行われた、リウマチカンファレンスで講演をしていた。ホールには、ノルウェーではこの分野で第一人者の研究者が座っていた。その質問は、露骨に私のような新米が、これまで誰も考えたことがないようなものを発見するなんて、信じられないと言外に言っていた。

「それは、これまで誰も興味を持ってこなかったからです」

私は答えた。それが真実だった。

「あなたが引用している研究は、どれもずいぶん古いですね」

彼女は続けた。きっと議論をふっかけたかったのだろう。でも私の方は、口げんかをするつもりなんて、まったくない。

「はい」

私は答える。

「それもおそらく、何年もの間、誰もこういったことに興味を持たなかったからでしょう」

彼女は、見るからに満足した顔で、ふたたび椅子にふんぞり返った。

私の方は、こうやって答えたことで自分が間違った方向へ進んでいるなんて、認めたつもりはまったくなかった。自己免疫疾患にかかるのは、多くが女性であり、医学界はほとんど男性で成り立っている。そのためこういった疾患の研究は、ずっとステイタスが低かった。競争の激しい学術界で更年期や出産と関節リウマチの間の関係を研究していますと言って、自説を主張するのは困難だった。こういったことがあまり関心を持たれないのは、男性優位の環境のせいでもある。ホルモン研究は、自己免疫疾患についての画期的な新情報を与える可能性を秘めている。けれども男性研究者は先を争って、女性のみがかかる疾患を研究したりはしない。

同じような懐疑論には、私の研究の成果を学術誌に投稿した時にもさらされた。私はずっと、このような雑誌は、興味をもって発見を受け入れるものだと思っていた。ところが私に向けられたのは、疑いの目だった。初めて投稿した学術誌は、掲載を検討することなく送り返してきた。次の学術誌は、研究論文を査読に回した。査読担当者のひとりが、私が何か間違いを犯していて、結果の筋が通らないと主張した。何か卑怯な手を使ったと、非難されたようなものだ。私は、一〇ページにわたって関係性がどうなっているのかを詳述する返事を送った。それでも返ってきたのは、掲載を断る謝罪のEメールだった。

私の出した結果は、すでに確立している知識の範囲を完全に超えていたらしい。経験豊かで、成功しているキャリアを持っていないと、こういった結果にたどり着いてはいけないのだろうか？　ある学術誌に論文をひとつ載せてもらうまでに、四年かかった。まだ研修も終わっていない若い女性が、最初の試みで何か正しい答えにたどり着くなんてありえそうもないので、学術誌は二の足を踏んだのかもしれない。

抵抗力

私は、象牙の塔から発せられる権威には、あまり尊敬の念を持っていない。彼らはちょうど良い研究テーマを選んでそれを研究した以外、なにか成果を得たわけではない。ほとんどの人は戦略的な選択をしたために、その研究の第一人者になったのだ。歴史が人を判定し、人の業績に評価を下す。だからこそ私は、有名大学の看板を背負う今日の一流研究者ではなく、六〇年以上前のノーベル医学賞受賞者、フィリップ・ヘンチに敬意を表してきた。

かつてあるカンファレンスで、私はヘンチが生きていた頃に知り合いだったスウェーデン人教授に会ったことがある。私は彼に、ヘンチへの大きな憧れを話し、教授はよく分かっているよというようにうなずいた。

「彼はすばらしい人でしたね。けれどもコルチゾンが、病気を完全に治せる薬ではないと分かって、とても落ち込んでいました」

教授は言った。それは残念な話だったが、けれども同時に立派なことでもある。ヘンチはノーベル賞受賞を祝って、医学研究の偉人として生きるよりも、自分が十分にはできなかったことを悲しむ人だったのだ。それが示しているのは、本来の原則にのっとった動機だ。つまり患者の健康にとって、何が大切かということ。

私が尊敬するまた別の人物は、オーストラリア人研究者のバリー・マーシャルだ。同僚のロビン・

ウォレンとともに八〇年代に胃潰瘍の原因である、ヘリコバクター・ピロリ菌を発見した。当時、胃潰瘍はストレスの結果であり、生活習慣病だというのが一般的に受け入れられていた見解だった。ふたりは大変な批判と、大きな反対にさらされた。ノーベル賞のウェブサイトでマーシャルは、どうして必死に自説の正しさを証明しようとしたのかを、述べている。

「もし私が正しければ、胃潰瘍の革命的な治療法が生まれるでしょう。簡単で、安価で、しかも完全な治療法です。患者のために、この研究は急がなければならないと、私は考えています」

彼はさまざまな否定的な反応に遭って、どれほど悔しかったかを語った。学術界には彼を信じた人はほとんどいなかった。その上あちらこちらで笑いものにされた。ヘリコバクター・ピロリ菌が胃潰瘍の原因であることを証明するためには、彼には実験台が必要だった。そのためコップ一杯のこの細菌を飲み干し、どうなるかを試してみた。何日か経って、マーシャルは胃にひどい炎症を起こし、重い病気にかかった。

「私は感染に成功しました。そうして自分の仮説を証明したのです」

マーシャルは書いている。

この発見を社会が認知し、胃潰瘍を抗生物質によって効果的に治療するようになったのは、一九九〇年代に入ってからだ。信念を貫いた研究者たちは、二〇〇五年にノーベル医学賞を受賞した。新しい考え方を発表するのは、困難な作業だ。その分野の権力者が持つ、既存の観念に挑戦するような考え方の場合は特に。自分の信念を信じるがゆえに、次々とやってくる泥水に耐えている人々がいるということが、私を惹きつける。そういった彼らの姿こそが、尊敬を勝ち得るのに値する。

私が反対意見に遭った時に耐える勇気をくれるのは、こういった逸話だ。私は批判的な質問をすることには、反対ではない。科学は、そのように発展していくものなのだから。けれども権威者が、新米だからという理由で誰かを支配し、抑圧しようとするなら話はまったく別だ。

私は自分がどれだけすばらしい、重要な発見をしたか吹聴しようなんて、まったく考えていなかった。その逆で、自信がなくて、困惑していた。結論を出すのは時期尚早で、もっと研究を続けなければいけないことを、意識していた。だからこそ私は、カンファレンスで経験豊かな教授に興味を持ってもらい、懐疑的で恩着せがましい言葉ばかりでなく、励ましの言葉をかけてもらう必要があった。新しいアイデアを試す余地は、必ずあるはずだ。たとえ多くの場合、それが間違いだったとしても。時には、それが正しいことだってあり得るのだから。

書類のベッド

何かを発見したいという情熱と欲求が、私を突き動かす。医薬品を試験する臨床研究を行うなら、やはりもう一度、全部自分で作業するしかない。ある意味、ソロプロジェクトはやりやすい。研究についても「船頭多くして船山に上る」、はできれば避けたいと思う。ただし問題は、自分がまだ白紙の状態で、こういった研究をした経験が何もないことだった。

私は、一から始めなければならなかった。どのような形態の認可が必要で、どのような申請をしなければならないのか、どのような手法を取ればいいのか？　資料を分類し、計画を練った。それには何日も何週間もかかり、まもなく仕事と家族のこと以外は全て我慢するしかないと分かった。人々とのつき合いはあきらめ、家事はできるだけ後回しにして、夜も仕事をした。研究室の床は、書類で溢れかえっていた。夜にそのまま研究室で寝ることもあり、働きすぎる仕事人間のカリカチュアのようだった。

本を読んでノートを取る合間に、眼を覚ますためにそっとベランダに出て、たばこを吸った。通常はたばこを吸っていなかったけれど、煙の立ち上る赤い光を見ながら暗闇の中に立つのは、瞑想のようなもので、この光が希望になってくれるような気がした。

私が望んでいるのは、本当に新しいものを生み出す実験だけだった。目的は脳の中の、ある重要なホルモンを遮断することで、そのためには、患者にいわゆるＧｎＲＨアンタゴニストを与えなければならない。体内のコミュニケーションは、大部分は受容体を通して行われている。ＧｎＲＨ受容体は細胞の表面にあり、鍵穴の役割を果たしている。ＧｎＲＨは脳下垂体中のホルモン、ＬＨやＦＳＨとコミュニケーションを取るためには、正しい鍵を持っている必要がある。ＧｎＲＨアンタゴニストは、いわば鍵穴にはまる、折れてしまった鍵のようなもの。ＧｎＲＨアンタゴニストがはまっていれば、ＧｎＲＨはもう鍵穴に入ってシステムに伝言を送ることができなくなる。そのようにしてこの医薬は性ホルモン製造の原因である連鎖反応をすっかり止めてしまう。

ＧｎＲＨアンタゴニストは前立腺がんの治療薬として、最も名前が知られている。性ホルモンのテストステロンは前立腺がん細胞の、栄養源の役割を果たしているからだ。

この医薬は男性のテストステロンや女性のエストロゲンの産生を止める。また妊活支援の時の、排卵コントロールにも使用されている。

医薬は存在している。しかし関節リウマチの治療のために、試験をした人は誰もいなかった。私は、申請書の判定をする倫理審査委員会やその他の機関から、却下されるのではと、恐れていた。だから、最も重要な試験の認可が下りて、本当にほっとした。彼らが二七歳の新米に、自分で思いついた奇抜なアイデアの試験をやらせてくれるなんて！

とはいえ同時に、自分の周りの人々がまったく関わっていないことは、不満の種だった。私は関節リウマチの新しい治療法を発見することは可能だと信じていた。それは大躍進の可能性をもたらす。検証するのは当然ではないだろうか。どうして誰も、私と同じように考える人がいないのだろう？期待していることが、本当に食い違っていた。

成功なんてできないのでは、このアイデアは重要だと自分で勝手に思い込んでいるだけなのでは、という考えが再び頭をもたげる。この考えには追求するだけの価値があって、わくわくするような興味深いものなんだと、誰かに背中を押してもらう必要があった。みんなが私の行動に肩をすぼめる。これまでは大して気にもならなかった、そんなことが今は気になっている。

誰か分かってくれる、話してくれる人を見つけるため、私は最終手段として必死にＧｎＲＨをグーグルで検索し、読み始めた。一九七七年にホルモンを発見したのは、アンドルー・シャリーという人物だ。ウィキペディアには、彼は一九二六年に生まれたと書いてある。なるほど、と私は思った。死亡年月日は書かれていない。つまり、彼は生きているのだ。少なくとも、ここにはＧｎＲＨに強い興味を持った人がいる。彼に電話をする価値は、あるのでは？

ノーベル賞受賞者が電話に出る

「協力などということはありえないのだ。競争、これあるのみ
『ノーベル賞の決闘』に書かれたアンドルー・シャリーの言葉

私は電話の受話器を握りしめ、迷っていた。敬愛するラヴィンダー・メイニー教授が研究カンファレンスですぐ隣に座っても、挨拶をする勇気もない私。そんな私が、本当にノーベル賞受賞者に電話なんてできるのだろうか？　机の上には、もし電話に出てもらえたらなんと言うべきかみっちり考えた、細かいメモがある。ほぼあり得ないけれど、でももしもアンドルー・シャリーに何秒かもらえたら、どうしよう。

私は二〇年間にわたる激しい研究戦争についての、信じがたいような話を読んだことがある。偉人の称号をともなう、画期的な発見までの絶え間ない努力がそこには書かれていた。献身的な、という言葉はシャリー教授について書かれた部分を読むと、新しい意味を帯びてくる。彼の話は、ポーランド人戦争難民、ひとりの強敵、一〇〇万個もの豚の脳、そして岩にかじりつくような、大変な作業の物語だ。

脳内のホルモン

一九四〇年代、イギリスの研究者ジェフリー・ハリスがある斬新な理論を発表した。ハリスは視床下部がホルモンを用いて脳下垂体を管理していると主張した。それは視床下部が、ホルモンを産生する腺として機能していることを示す。それを脳科学者たちが、納得するわけはなかった。体内の重要な部分である脳が、腺のような普通の器官の機能を持っている？　この理論を証明するためには、視床下部中のホルモンを見つけ、どのような姿か図にし、実際にホルモンとして機能していることを、示さなければならなかった。

ふたりの研究者が、自分のキャリアをかけて、ハリスのアイデアに挑んだ。それは実際にはあるかどうかも定かではなかったホルモンを追う、容赦のない競争の開始の合図だった。この競争に参加したふたりとは、アメリカ在住の洗練されたフランス人、ロジェ・ギルマンと、アンドルー・シャリーだった。ふたりの激しい競争は、ジャーナリストのニコラス・ウェイドの著書『ノーベル賞の決闘』（The Nobel Duel）で描かれている。ギルマンが芸術的に侮辱や傲慢さを言葉の端々に込める一方で、シャリーは同僚やその他の仲間に対しては、残酷なまでに正直だった。シャリーは言葉でごまかしたりは、ほとんどしなかった。

シャリーは若い頃、ポーランドでのナチスの執拗な蹂躙を逃れ、最後には両親と共にアメリカに腰を落ち着けた。研究キャリアが始まってまもなくの頃、シャリーはハウストンのギルマンの下で働いていた。シャリーによれば、その頃からすでに、ふたりの敵対心は累々と築かれていたという。

「私は彼にがまんできなかったし、彼も私にがまんならなかったことだろう」

シャリーはウェイドの本で述べている。五年後の一九六二年、シャリーは共同研究をやめ、ニューオーリンズで自ら研究部門を率いるようになった。

ふたりの研究者には似たような性向があり、どちらも精力的で頑固だった。中央神経系とホルモン間に緊密な相互作用があるかもしれないといった考え方は、革命的だった。シャリーもギルマンもそれが正しいことを知っていて、ホルモンを最初に発見した人物は、歴史に名前が刻まれることを確信していた。

ジェフリー・ハリスの理論は、視床下部がホルモンの連鎖反応によって、体内の多くの重要な機能を調整しているというものだった。論争の的となった、視床下部内にあるこれらのホルモンは、放出ホルモンと名付けられた。ハリスの理論によれば、ホルモンが脳下垂体中に放出されることから、連鎖反応が始まる。とはいえこういったホルモンを発見するのは、ほし草の山の中に針一本を探すようなものだった。もちろん人の脳の中を探すのは不可能だったので、二番目に良い方法で間に合わせるほかなかった。つまり動物の脳を使ったのだ。ギルマンは羊を選択し、シャリーは豚に賭けた。

「視床下部放出因子の問題を解明できるのは、肉食社会においてのみである」

ニコラス・ウェイドは『ノーベル賞の決闘』で、このように書いている。ふたりの探し求めるホルモンは大変見つかりにくく、これまでの研究者にとって、屠殺場との良い契約がこれほど重要だったことはなかった。視床下部にあるホルモンの量は大変わずかであり、構造を見極め、これがホルモンだと証明するにはかなりの量を抽出しなければならなかった。

一〇〇万個の豚の脳から抽出できたのは、ホルモン一種類につきわずか二・八ミリグラムだったと、シャリーは書き記している。その後、繰り返された実験で、大切なホルモンの量がどんどん減っていった。完全になくなったら、やることはひとつ。数万個の新しい豚の脳で、また作業に取り組むだけだ。精肉業者のオスカー・メイヤーは毎日約一万匹の豚を屠殺し、結果的にはシャリーの研究だけのために、一〇〇万個以上の脳を届けた。ギルマンとシャリーは何年間も、ホルモンを追い求めて豚と羊の脳を切開し続けた。ふたりとも、寝ているとき以外はひたすら作業に取り組んでいた。他のことをしている時間などなかったのだ。

一九六九年、どちらの研究者もほぼ同時に、甲状腺を通じて新陳代謝をコントロールする、これらのなかなか手に負えないホルモンのうち、ひとつの分離に成功した。シャリーとギルマンのどちらも発見を公表したが、六日だけシャリーの方が早かった。一四年間の集中的な研究業務の末に、彼はほんの数日の違いで競争に勝利した。数年後、視床下部内のまた別のホルモンを一番先に発見したのもシャリーだった。それこそが後にＧｎＲＨと名付けられたホルモンであり、シャリーが大勝利を確信した発見だった――誰よりも自分の宿敵に対して。彼はある講演でＧｎＲＨの発見を公表した。聴衆の中にはギルマン自身も座っていたという。

「それは私の人生の中で、最も幸せな瞬間でした」

シャリーは言った。

一九七七年、シャリーとギルマンは放出ホルモン発見の功績で、ノーベル賞を共同受賞した。ふたりの業績は、脳についての私たちの理解や、ホルモンが実際にはどれだけ重要なのかといった考え方をすっかり変えてしまったのだ。

私は工場長のホルモンであるＧｎＲＨについて記事を読めば読むほど、ますますのめり込んでいった。身体の中で、最も魅力的な分子に違いない。それに、本当に小さい。人は大部分、身体の基礎的要素であるタンパク質で成り立っている。タンパク質とはアミノ酸の鎖だ。タンパク質がどのように作用するのかは、アミノ酸の数と順番で決まる。大きなタンパク質は何万個ものアミノ酸でできている。ＧｎＲＨは一〇個の組み合わせでできているにすぎない。ほんのわずかなアミノ酸でできているものは、タンパク質ではなくペプチドと呼ばれている。

その控えめなサイズにもかかわらず、ＧｎＲＨは生殖作用をコントロールしている。この小さなペプチドが、私たちの全存在の基《もと》なのだ。

ＧｎＲＨは視床下部内の神経細胞で作られている。神経細胞は、脳の感情中枢である大脳辺縁系と密に協力しあいながら作用する。ＧｎＲＨの放出は、遅い脈拍のように一昼夜かけて進む。つまり視床下部から脳下垂体への一定の流れではなく、むしろ規則的な間隔を置いた噴出なのだ。

私の注意を、特に惹いたことがひとつあった。このシステムは小さな泡の中で作用する。ＧｎＲＨを運搬するために肉体は視床下部と脳下垂体の間に、完全に独立している一組の血管を作ったのだ。この微小循環系は、特別凶悪な囚人用の重警備刑務所のように身体の他の部分から隔離されている。

ＧｎＲＨは、うなぎ型の顎なしの魚介類、ヤツメウナギを含むさまざまな種に見られる古代から存在するホルモンだ。ヤツメウナギは三億年前から存在し、その頃からほとんど身体が変化していない。種がそれだけ存続していくためには、繁殖がうまく機能していなければならない。自分の遺伝子を伝えていくヤツメウナギの方法は、劇的だ。何千個もの卵を産み落とすと、免疫システムが衰えてそのヤツメウナギは死んでしまう。まるでターボスピードの閉経期が訪れて、死へといざなうようだ。

私はヤツメウナギに惹きつけられた。彼らの体内ではGnRHが、人間の体内でのように閉鎖されたシステムの中に閉じ込められているわけではなく、自由に動き回っている。それは進化によってGnRHが異なる方向へと変化していったことを示していて、私達人間の場合は、このホルモンが特殊構造の壁の中へ幽閉されるようになった。自然界では物事がなんの理由もなく発生することは、ほとんどない。GnRHを閉じ込めたのは、何かしら目的があったはずだ。一九八〇年には既に、リチャード・M・シャープが雑誌『ネイチャー』の記事でこの現象を取り上げている。GnRHは実は、脳内の閉鎖されたシステムの中にいなくても、影響力をおよぼすことができた。けれども明らかに、ホルモンが一定の流れで脳から体内へと滲み出るのを防ぐことは重要だったわけだ。身体はなぜ、このホルモンが漏出するのをそれほどまでに恐れたのだろうか？

GnRHの産生増加を促す医薬があるが、これを使って興味深い現象を見ることができる。GnRH刺激薬は、自己免疫疾患発病のリスクを高める。妊活支援では医師がGnRH刺激薬を処方するが、研究によれば多発性硬化症の患者がこのような治療を受けると、疾患がぶり返すリスクが高まるという。GnRHアンタゴニストが逆の方へと作用する可能性はあるのだろうか？　研究者は、全身性エリテマトーデスに罹患したマウスの研究では、GnRHの産生を刺激すると疾患が悪化した一方で、GnRHアンタゴニストを投与すると改善したのを見た。さらにマウスの1型糖尿病予防にも効果があったように見えた。

加えてこの研究は、GnRHが骨粗鬆症や心血管疾患のリスクにも影響をおよぼすことを示している。前立腺がんの患者の場合、ＧｎＲＨアンタゴニストを投与された患者の方が、ＧｎＲＨ刺激薬を投与された患者よりも心血管疾患にかかるリスクが低かった。

これについては新しい発見があるかもしれないと、私は思った。ＧｎＲＨの秘密はお母さんの病気の謎の答えへと、一歩近づけてくれた。

ホルモンについての本にのめり込んでいる間に、私はリバプールの病院のリウマチ科で研修をしていた頃に出会った、ひとりの患者を思い出した。四〇歳くらいのその黒髪の女性は、太り気味の身体でゆっくりとした動きで研究室に入ってきた。いすに深く沈み込み、典型的なリバプールアクセントで話し始める。

「関節リウマチの最初の兆候が出た時、何か他に特別なことがあったかどうか覚えていますか？」

私はいつものように聞いた。

「もちろんです。あの注射を何本か受けた後に、症状が出ました」

彼女はすぐに答えた。彼女はある医薬を処方されていて、関節リウマチを発症するきっかけになったのは、その薬だと思っていた。その後、何年もこの疾患で苦しむことになった。この医薬は特に子宮内膜症の治療として女性に処方される。子宮内膜症とは子宮組織が子宮の外側で肥大してしまう、辛い病気だ。当時は彼女が話してくれたことを、あまり深くは考えていなかった。今ならあの女性が、あの時すでに、私が長い間探し求めてきた答えを提示してくれていたのかもしれないと思える。

あの医薬とはつまり、ＧｎＲＨ刺激薬だったに違いない。リバプールの女性の疑いは的を射ていた。関節リウマチを巡る彼女の物語《ミステリー》の中で、犯人はあの注射だったのだ。

「アンドルーです」

研究を進めるための知識は十分にあったけれど、さらに先へ行くためには、支援が必要だった。アンドルー・シャリーは、自己免疫疾患の治療としてＧｎＲＨを阻害するという実験に、興味を持ってくれるに違いない。なんといってもこれは、彼が発見したホルモンに関係する、まったく新しいアイデアなのだ。ふつうは先にＥメールを送り、連絡をとっても良いかどうかたずねるのだが、私は我慢しきれなかった。

待っている間、受話器をしっかりと握りしめていた。私のアイデアなんて、まったくばかばかしいと、彼が思ったらどうしよう？　この時、この状況では彼が唯一の希望だった。研究を続けていけるように背中をひと押ししてくれる何かを、私はたまらなく必要としていた。チャンスを掴まなければ。私は番号をひとつひとつ押していき、一息吸い込んで、人差し指で最後の数字を押す。

大西洋の向こう側、マイアミ大学のあるオフィスで電話が鳴った。私の将来が全て、この電話にかかっているような気がした。そして誰かが電話を取った。

「アンドルーです」

私はもう少しで、いすから転げ落ちるところだった。シャリーが自分で電話に出るなんて、予想もしていなかった。けれども、「しっかりしなさい、アニータ。チャンスは今なのよ」と自分を叱咤する。慌てて、できる限りの正確なクイーンズイングリッシュをしぼり出した。

「もしもし、私はアニータ・コースと申します。ノルウェーに住む科学者です」

ほんの数秒間で、教授の関心を捕らえなければならない。彼は私がどんな人物かなど興味はないだろうが、もし教授の頭脳が動き出すような刺激的なアイデアを提示したら、創造的《クリエイティブ》な面を見せてもらうことができるのではないだろうか？

「自己免疫疾患に伴う炎症は、ＧｎＲＨを阻害することによって鎮めることができると思いますか？」

「はい」

シャリーは、即座に言った。たとえ電話越しであっても、時には思考の歯車がカチリとはまり合うこともあるんだとわかった。彼は、似たようなアイデアを、がん治療でも見たことがあるという。彼自身が何年間もその研究に取り組んだのだ。

「すばらしい可能性だと思うし、良いアイデアですね」

シャリーが言ってくれた。

私はほとんど話さなかったけれど、顔がどんどんほころんでいった。シャリーが、私の考えを信じてくれた！　なんだかジャスティン・ビーバーについてレポートを書くために本人に電話をして、実際に話し合ったり質問に答えてもらえたりした、一四歳の女の子になったような気分だ。

「研究の実施要綱を送ってください。私も目を通しますよ」

シャリーが言った。彼が、どこの誰ともわからない新人研究者の研究実施要綱を読むために時間をさいてくれるなんて、信じられなかった。これまで時折読んできた、同僚や他の人々に対するシャリーの、激しく容赦のない仕打ちからして、彼はもっと横柄な人柄だと予想していた。その代わりに私が出会ったのは、学術的な問題に対する、シャリーの持つ本物の驚嘆の念だった。

シャリーが、ゴーサインを出した。私の計画した研究が、うまくいきそうだと思ってくれた。私が何よりも必要としていたのは、この言葉だった。この分野について、他の誰よりもよく知っている研究者に、背中を押してもらえたのだ。もう後は、ただ研究に全力を尽くすだけ。

信じられないようなプレゼント

まずは私たちがランダム化比較試験と呼ぶものに参加してくれる、一〇〇人のリウマチ患者を見つけること。短時的には、こんなふうに計画を立てていた。患者の半数はGnRHアンタゴニストを飲み、残りの半数はプラセボ〔治療効果のない偽薬〕を飲む。新しい医薬に効果があると言うためには、プラセボよりもよく効くことが必要だ。さもなければ、砂糖の偽薬を与えてもいい。期待される結果は同じだ。

ランダム化とは、どちらのグループにどの患者が入るのかは、偶然によるという意味だ。参加者が医薬とプラセボのどちらを与えられるのかは、くじ引きによって決まる。加えて、被験者を匿名化しなければならない。それは患者にも研究者にも、どの患者が何を服用したのかがわからないようにするという意味だ。この情報が開示されるのは、試験が終わった後だ。それはもし患者が、自分がどんな薬またはプラセボを服用していたのかを知ったら、薬を受け取った方のグループに、実際よりも強いプラセボ効果〔プラセボを服用しても、患者自身が、自分が飲んでいる薬は効き目があると思い込むことで、病気の症状が改善すること〕が表れてしまうからだ。そのため、匿名化は大変重要だ。こういったランダム化比較試験は、医薬治療を研究する上でのゴールドスタンダードなのだから。

医薬は高価で、たとえ研究者にであっても、製薬企業は薬を無償提供したがらない。ほとんどの治療法研究で、医薬品は最大の支出項目のひとつだ。時にはコストがかかりすぎて、研究を棚上げしなければならないこともある。私には数百万クローネ分の薬が必要だったけれど、そんな資金はどこにもない。どうすればいいのだろう？

アンドルー・シャリーとはその後も連絡を取り合っていて、ある時、自分がどんな医薬を使おうと思っているのかを話した。その医薬を持っているのはAeternia Zentaris《エテルナ・ゼンタリス》社で、シャリーは彼らと交流があった。そして、ちょっと話してみるよと請け合ってくれた。

同じ夜、家族で外出をして、オスロでピザを食べていた時に電話が鳴った。かけてきたのは男性で、ドクター・エンゲルと名乗った。エテルナ・ゼンタリス社の最高幹部のひとりだった。

「どのくらい必要なんですか？」

エンゲル氏は聞いた。用事はひとことで済ませる多忙な人物であることは一目瞭然で、いかにも他のＴｏ－ｄｏリストの合間にこういったことはよくやっている、という感じだった。私はまごつきながら、研究を完遂するのに必要な量を伝える。

「わかりました、アニータ。その分をあなたに送ります。ではまた！」

お皿に食べかけのピザを残したまま、私は携帯を見つめていた。まるで火星からの電話を受けたように。数百万クローネ分の医薬を、これまで一度も話したことのない人が送ってくれる。エンゲル氏は、何も質問しなかった。シャリーは本当に、このプロジェクトを信じてくれている。だからこそ、これほど高価な薬をシーエンに送るように、説得できたのだ。

薬を手に入れた私は、大きな悩みの種をひとつ、解決できた。あとは一〇〇人の患者を見つけるだけ。こちらも、簡単な課題ではない。最初の患者への試験は二〇〇八年に始まり、完了には何年かかかる見込みだった。それと同時に、家庭の事情にも大きな変化があった。

ワンオペ育児

二〇〇八年一〇月二日は木曜日だった。ロビンは家に帰ったとたん、ニュースがあると言った。彼はポッシュグルンの労働党の代表で、党組織の中でも上層部に注目されていた。労働党は当時与党についており、ロビンは石油エネルギー省の事務次官に指名された。この業務につけば、就業時間は長くなり、しかも常にオスロにいなければならない。またオスロまでの通勤には、車で二時間かかる。

「この月曜日から、ぼくが家にいられるのは週末だけになるよ」

ロビンが言った。

私の大型研究プロジェクトは初期段階で、研修医の期間もまだ終わっていない。この国にも完全に慣れたわけではない。そんな中でふたりの子どもを抱えてワンオペ育児をしている自分を思い浮かべる。ひとりになった時、思わず泣き出してしまった。私は泣くことなんてほとんどなく、そのひとつひとつを思い出せるくらいだ。

私の人生は小さな頃から、動乱の連続だった。そのため、いつの間にかそういった変化には、慣れっこになっていた。たとえ困難な状況になっても、なんとかそれを受け入れ、やりこなすものだ。厳しく優先順位をつけ、計画を立てることで解決するしかない。やがて仕事、車の運転、食事の支度、遊びや子どもの世話の合間に、子どもをひとりおんぶして雪かきをしたり、庭におままごとの家を建てたりできるようになった。職場では夜も作業した。

ロビンは出張で家を空けることが多かった。ある時など、二週間外国に出張していて、耳に携帯を当てたまま、急ぎ足で家に戻ってきた。そんなに長く家を空けていて、家族に挨拶をする間もなく携帯で話し続けているなんて、感心できない。私がリビングからキッとにらみつけるのを横目にロビンはカバンを置くと、返事の代わりに手だけ振って階段を下りていき、仕事部屋に引っ込んでしまった。失礼にもほどがあるわ！　そう思った私は足音を立てて、彼を追っていった。

「いったい誰と話しているっていうの？」

階段を下りていきながら、私は大声を出した。

「首相とでも、話しているってわけ⁉」

ロビンがわずかにドアを開けて、こちらを見る。

「そのとおり」

彼はささやいて、ドアを閉めた。私は頬を真っ赤にしつつ、階段を引き返した。

二〇〇九年の秋、研究に必要な患者たちは、まだ半分しか集まっていなかった。なかなか思うようには進まない。同時に、必修である研修医の職務も果たさなければならなかった。さらに、再びお腹に赤ちゃんがいた。大型の調査研究をこなし、テレマルクの病院で研修医として常勤で働いている間にも、週を重ねるごとにお腹が大きくなっていった。

こうして毎日は過ぎていった。てんてこまいの生活。そうして、間もなく家族は五人になった。私は出産の日まで働き続け、産んでからは、わずか五日で研究室に戻った。研究室にはおむつ替え台を設置し、休み時間には娘に授乳をした。生まれたばかりの娘は私が働いている間、抱っこ紐の中で満足そうに、あうあうとかわいい声を立てていた。ワーキングマザーとして、誇りに思うどころではなく、他に選択肢がなかったのだ。研究はすでに遅れていた。私はなんとか前に進めたくて、そして答えを出したくてたまらなかった。

自分がこんなことに耐えられるなんて、思ってもみなかった。研修はある決まった期間内にやらないわけにはいかず、学業もまた、いつかは終えなければならない。

研究にも、すっかりはまってしまっていた。昼夜問わず頭の中は研究についてのアイデアでいっぱいで、使命感に絶えずかられていた。何度も子どもたちを寝かしつけた後に、すぐに研究室へ舞い戻った。そこで一晩中働いた後、家に帰って子ども達を起こし、朝ご飯を食べさせた。ロビンは私の健康を心配していた。

「しっかり眠らないと、人は死ぬんだよ」

ある日、彼は言った。私は彼の言葉に、いらいらした。家族の中で、長時間労働をしているのは私だけではないし、私はちゃんと義務を果たしている。その夜も研究室へ行き、再び一晩中働いた。朝になって娘を起こそうとすると、娘が悲しそうな瞳で見上げた。

「昨日の夜も、ずっと働いていたの?」

娘が聞く。私は、娘の洋服を準備しながら、質問を笑い飛ばそうとした。

「ママ、そのせいで死んじゃうの?」

突然、娘が聞いてきた。昨日の私とロビンの話は、この子にも聞こえていたに違いない。娘が怖がっている。母親としての私の心が、ぎゅっと締めつけられる。

「いいえ、だいじょうぶよ」

そう言うと、娘を膝に抱き上げた。

「ママは、とてもだいじなお仕事を仕上げなくちゃならなくて、今は、やることがたくさんあるだけなのよ。だいじょうぶ、ママは元気よ」

私はそう言って、娘の髪を優しくなでた。

ごみのコンテナに頭を突っ込んで

「決して、諦めるな――決して、決して、決して、決して。大事か些事かに関わらず、それが名誉や良識に確信があるのでないかぎり、屈服してはいけない」

ウィンストン・チャーチル、一九四一年

私はうめき声をあげながら、ふたつの重いごみ袋を病院の裏にあるコンテナから引っ張り出していた。私の指をつららのようにしてしまった、マイナス一〇度の気温に静かに悪態をつく。まったくすてきな二月の日よね、と思いながら袋を重ねた。この袋の山に登れば、コンテナに上半身を突っ込んで、中にある芳しいごみを掘り進め、調べることができる。身体を温めてくれるのは、ごみ袋を探っている間にハアハアと音を立てる、自分の息だけだ。

複数に分けられた研究用の医薬品の小包は、同じ日に着いた。包みひとつが数百万クローネする。この病院の職員は、研究用の配達物を受け取るのに慣れていなかった。このような物を受け取る場合、壊れ物として運搬が行われたかなど、詳細な情報を得られることが重要だ。そのために送付の際には、運送中の温度を記録する装置を荷物に入れる。温度が高すぎても低すぎても、医薬は品質が損なわれることがある。職場に来て医薬が届いているのを見て、私が一番先に探したのはその装置だった。

「温度データロガーはどこ？」

質問して返ってきたのは、困惑したようなまなざしだった。

「そんなもの、入っていませんでしたよ」

誰かが答える。製薬企業がこれほど高価格な荷物を、温度データロガーも同封せずに送るとはとても思えなかった。

「梱包材はどこ?」

私は質問した。職員が裏庭を指差す。そこには巨大なごみ捨て用のコンテナがある。

病院のごみは、神経質な人が扱うようなものではない。大部分は、人の肉体から出る廃棄物だ。この状況は、私が想像していた研究生活とは、ずいぶん違う。その瞬間、きちんと定まった手順がある経験豊かな職員のいる、大規模な研究環境が恋しくなった。彼らの中には食べ物を求めて、カラスみたいにごみを漁ったことのある人なんて、ほとんどいないだろう。窓越しに同僚たちの視線を感じる。

関係のないごみ袋を三つ探した後に、ついに温度データロガーが出てきた。自分がドナルドダックのアニメに出てくる、金を掘り当てた金鉱探しになったような気がした。心密かに、大喜びしていた。またひとつ、大失敗を避けることができたのだ。

明白な証明

ついに研究に必要なだけの患者、一〇〇人が登録してくれた。私は患者に五日間だけ、GnRHアンタゴニストを投与する。彼らは最初の一服を月曜日に飲み、最後の一服を金曜日に飲む。同時に、ホルモンとサイトカインの量の変化を追跡するため、毎日血液サンプルを採取する。

GnRHアンタゴニストには過去に入念なテストが行われていて、安全性が確認されている。その時にはほとんど被験者に副作用は出なかった。けれども、性ホルモンシステムが全て停止するという被害が出たこともある。そうなると患者は一時的に、性的不能になってしまう。長期的に使用した場合の薬効は、まだ十分には明らかになっていない。だから慎重にならざるをえない。今回の研究に参加する患者には、五日間のみ薬を服用してもらうことにする。

彼らは良くなるのだろうか？　症状が改善するのに五日で足りるかどうか、確信はなかった。明確に結果を出すのに、おそらく五日間は短すぎるだろう。主要な目的は患者の症状が改善することなのだから、治療法研究ではそれを最も重視しなければならない。けれども私にとっては、もうひとつの課題の方が重要だった。ＧｎＲＨの阻害は、免疫システムに影響を与えるのだろうか？

フィリップ・ヘンチはコルチゾールの魔法のような効果を目にすると同時に、このホルモンが免疫システムに強力に作用し、炎症を和らげるのも見ていた。ＧｎＲＨの阻害は、同じような効果をもたらすのだろうか。それなら、関節リウマチの新しい治療法ができる可能性がある。

しかし最も重要なのは、患者に安全に試験を受けてもらうことだ。患者に新しい医薬を与える時には、必ずリスクが伴うのだから。深刻な副作用が現れることはめったにないが、それこそが医師が最も恐れるものだ。安全な医薬でさえ、何も起こらないと断言することはできない。

患者のひとりは長身で優雅な女性、エバだ。彼女は三〇代で出産し、その直後に関節リウマチにかかって、何年も苦しんでいた。私は彼女の手の、てかてかしている突っ張った皮膚を覚えている。そのせいで簡単で日常的な行動さえも、困難になっていた。エバの人生は苦しみ、体の凝り、ひどい疲労、絶え間ない手術の連続だった。それでも自分の症状などものともせずに、何人かの病院の職員にミトンを編んでくれたり、クランセケーキ〔リング状に焼いたケーキを、塔のように積み重ねて作る、ノルウェー伝統のお菓子」を焼いてくれたりした。ほんのわずかでもエバに良くなったと感じて欲しいと、私は願っていた。

金曜日の夕方、五日間の治療が終わった後、エバが最後の血液検査のためにラボに入ってきた。彼女の瞳にこれまでになかったような輝きが宿っていることが、すぐに見て取れる。

「アニータ、私、今日はショッピングモールに行って、買い物をしたのよ」

エバは誇らしげに言った。彼女が買い物に出かけるなんて、本当にめったにないことだった。彼女は手を前に伸ばすと、にっこりと笑った。「触ってみて」と言うと、その手を私の手の中へと滑り込ませる。以前はエバの皮膚は膨らんだ風船のように、突っ張っていた。今や、彼女の手の甲にしわが寄っているのが見える。まるでこの何年かで初めて、皮膚が力を抜いたかのようだった。すごい、と思った。私が実際に見て、触ってみることのできる変化だった。

このような改善がプラセボ効果や何かの偶然だとは、とても思えない。けれども確かなことは分かっていなかった。このような著しい改善を見せた患者はわずかだったけれども、こういった患者の症状は明らかに良くなっていた。私はだんだんに、この治療法には何かがあると思うようになった。そうは言っても、誰がGnRHアンタゴニストを投与されていたのかは、分かっていなかった。この治療が本当に効果があったのかどうかは、全員が試験を終えるまでおとなしく待っていなければならない。

二回目の判定日

二〇一一年九月、研究チームに加わっている看護師長から、一通のメールを受け取った。文面は短く、要を得ている。

「ノルウェーの審査員から結果が届きました」

ユーロビジョン・ソングコンテスト〔一九五六年に始まった世界最大級・伝統の歌コンテスト番組で、欧州放送連合（EBU）加盟放送局によって毎年開催される〕のコメンテーター調の言い回しに笑ってしまったけれど、気持ちはなんだかそわそわしていた。このメールには、どの患者が医薬を飲み、どの患者がプラセボを飲んだのかを明らかにするコードが書いてある。ここにあるのは、三年間の大変な研究業務の結果だ。勝利か敗北か。私は何時間もかけてデータを取り出し、分析し、評価を下した。

最大の目的は五日間の試験の後に、医薬を飲んだ患者の症状が、プラセボを飲んだ患者よりも改善しているかどうか、調べること。関節リウマチではほとんどの場合、医薬の効果が現れるまでに時間がかかる。このような短期間で試験を行うのは判断を誤る危険性がある。だからこそ私たちは慎重にやらなければならない。

それでも五日間で十分に、臨床試験の結果が改善していることを願わずにはいられなかった。そうなればもっと長い期間、患者を治療する研究の認可が下りるはずだ。先へ進む価値があるかどうかを検証するための、第一歩だった。

この研究の第一の目的は患者の症状が改善したかどうかなのだが、その点では、試験の結果からは医薬のグループとプラセボのグループの間に違いは何も見られなかった。だがそれに対する心づもりはできていた。このふたつのグループ間の違いが明確に分かる、いくつかの他の測定も行っていたのだ。第一の手法とはまた別の計測方法の結果を見ると、ＧｎＲＨアンタゴニストを服用する前よりも症状が改善した患者の数は、倍に増えた。私たちは四八人の患者のうち六人が、いわゆる症状の鎮静を体験したのを、目にした。彼らの症状は消え、血液サンプルは疾患が非活性化していることを示していた。

彼らは基本的には健常な人々と変わらずに、動けるようになった。プラセボを服用した患者の中には、このような鎮静を経験した人はいない。

ここで私にとって一番だいじな疑問は、免疫システムの大本の部分を遮断することで、炎症が鎮まるかどうかだ。もしそうであったなら、完全に新しい研究分野が開拓されることになる。

私は結果を見てほほ笑んだ。目の前には、自分が夢見ていた答えがある。ＧｎＲＨを阻害された患者の体内では、炎症の原因になっていたサイトカインも減少している。なんとそれは、関節リウマチの炎症を裏から操るＴＮＦも同じだった。鎮静を経験した患者の体内では、ＴＮＦがほとんど消えていた。これは私が効果のある医薬を発見したということなのだろうか？　しかも患者たちが現在服用している、他の選択肢の薬よりも効果が高かったということなんて、あり得るのだろうか？　夢の医薬とは、即効性があって効果が高く、恐ろしい副作用のないものだ。今のところは、関節リウマチのような自己免疫疾患に効く、そんな薬は存在しない。

私はすぐに次の段階を考えた。おそらくもっと研究の規模を拡大しなければならないだろうし、患者には五日より長い期間、治療を行わなければならない。もちろん良好な結果は嬉しかった。けれども、同時に研究をさらに続けていく、重い責任がのしかかってきたのを感じていた。ここから必要なのは、大規模研究に何百万クローネでも喜んで投資できる誰かに、この発見を注目してもらうことだ。そんな分厚い財布を持っているのは、大きな製薬会社だけだ。

「あなたが研究しているのは私たちの医薬です」

飛行機の格納庫のような巨大なホールでは、何千人もの研究者が、果てしなく続く研究結果を掲示したボードに沿って、闊歩《かっぽ》している。彼らは目を細めて満足そうにグラフや表を見て、考え込むようにあごをかくと、隣の同僚と話し始める。レッドカーペットが、灰色のコンクリートの床に、勢いよく広げられる。盛大なカクテルパーティーのように、研究者たちがにぎやかな小グループに分かれていく。

私は二〇一三年にサンディエゴで開催された、米国リウマチ学会のカンファレンスで、再び栄誉ある「レイトブレーキング・アブストラクト」コーナーで掲示をさせてもらう機会を得た。周りにいる研究者の何人もが、それぞれの分野での第一人者で、自分がここにいるのは、ひどく場違いな気がした。すぐ後ろには突き刺すような目をした、怖い顔の男性が立っている。彼は世界的に有力な研究者だ。私は彼が近くにいるというだけで、緊張してきた。

ふと、私の掲示の周りをうろうろしている男性がいることに、気がついた。なんだか近づきすぎないままで、情報を理解しようとしているかのようだった。突然その人が目を見開き、何歩かボードに近づく。長方形の眼鏡越しに、興味しんしんで掲示された研究結果を読むと、手を振って同僚を呼び寄せた。

「ここを見てくださいよ。私たちの薬です！」

彼らは低い声で何かを話し合うと、私の方を見た。

「初めまして。私たちはメルクセローノ社〔ドイツの医薬、化学薬品会社メルクグループの子会社〕の者です」

「あなたが研究しているのは、私たちの医薬なんですよ」

メルクセローノ社は、私の研究に例の医薬を提供してくれた会社から、権利を買ったのだという。私は姿勢を正すと、できるだけ冷静な表情を保つようにする。男性は会社の研究主任で、私と同じインド系イギリス人だった。儀礼的なあいさつを交わした後に、その夜のディナーに誘われた。

「あなたの研究結果を、もっと詳しく聞かせてください」

男性は言った。

私たちはカンファレンスセンターの近くにある、一流のレストランでディナーを共にした。テーブルにはメルクセローノ社の六人の担当者もついていて、私に雨あられと質問を投げかけてくる。彼らが欲しいのは、もちろん情報だから、注意しなければならない。彼らが研究を進めたいと思う程度には十分に情報を漏らし、しかし彼らが私のアイデアを盗んで、自分たちで開発を始めたりしない程度には情報を守らなければならない。そのさじ加減が重要だ。研究主任はアンドルー・シャリーと親しいようだったが、私ほど、あのノーベル賞受賞者を、評価はしていないようだった。

「シャリーがあの薬を避妊薬として使いたがったなんて、考えてもごらんよ」

彼はそう言うと、爆笑した。おそらく彼がこうして笑っているように、私があの医薬を関節リウマチに使おうと提案した時にも、多くの人が後ろで大笑いしていたのだろう。私は調子を合わせるだけのために、控えめにほほ笑んだ。

私は自分がほとんど知らないような、新しい領域へ、うっかり足を踏み入れてしまったのだ。もし製薬会社が何か提案してきたら、どのように対応すればいいのだろう？　少なくとも、豪華な食事やレストランのテーブルの周りで繰り広げられるくだけた会話に、惑わされてはならない。物事にはもっと使命感をもって当たるべきだ。ここには自己免疫疾患の、新しい治療法を発見する可能性がある。こんなチャンスはめったにない。大型研究には、二〇〇〇万クローネ以上の経費がかかる。そんな資金は、もちろん私の手元にはない。

私には医薬研究の商業的側面について詳しい人の、手助けが必要だった。そんな折、思いも寄らない手助けを、テレビ番組を通じて得ることができた。


「あなたをテレビで見かけました」


二〇一三年の終わり、ＮＲＫ〔ノルウェー放送協会の略〕は私の研究についての、短いニュース映像を制作した。タイトルは「新しい医薬によって関節リウマチの進行を遅らせる可能性」で、ＮＲＫは試験によって症状の改善を経験した、ひとりの患者にインタビューを行った。患者はこの医薬が発売されればいいのにと、語った。

「私にとっても他の患者さんにとっても、生きていくのが楽になりますから」

彼女は言った。私は地域ニュースでのみ、この映像が放送されると思っていたが、ＮＲＫは全国ネットの、夜のニュース番組で流した。

次の日、私は一通のEメールを受け取った。

「昨夜、二一時のニュースというテレビ番組であなたを見ました。良い番組でしたよ。おめでとう！」

こんな風に書かれていた。

このお祝いのあいさつはインヴェン2《（Inven2）》という会社の重役陣から来たものだった。インヴェン2社は商業的なリサーチ分野ではノルウェーで最大の企業であり、オスロ大学とオスロ大学病院が所有している。私はかつて支援を求めて彼らに連絡を取ったことがあったけれど、その時はきっぱりと、手助けは何もできないと断られた。「ポルシェを買うのは、まだ早いよ」というジョークも添えられていた。そんな彼らが突然連絡を取ってきた。明らかに、テレビに出たことが功を奏したのだ。

インヴェン2社は、この件について二人の社員を担当につけてくれた。アンデシュとヨールンだ。ついに製薬企業を惹きつけ、仕事の手助けを得ることができた。私は、GnRHアンタゴニストの効能について調べる、数年間にわたる大規模研究を思い浮かべる。ここで私たちは、この先の研究を続ける上での、決定的な選択をした。

それはアンデシュの簡単な質問から始まった。

「患者数人に、GnRHアンタゴニストを長期間試してみることは可能なんですか？」

それができたら今回の研究で投与した五日間より、長い期間治療に使った場合、効果が高まるかどうかの指標が得られるだろう。ベタニエン病院の取締役会が、選ばれた患者たちに他の治療法の選択肢がない場合に限るという条件で、この実験的な試みを支援してくれることになった。病院の薬事委員会の承認も得られた。

最初の被験者を迎える準備ができた。

「免疫疾患のなかには、生命を脅かすものがある。ほとんどの患者は体力が衰弱するので、一生を通じて薬物治療が必要になる。多くの免疫疾患には治療法があるが、そのいずれについても、決定的な薬はまだ発見されていない」

報告書『免疫疾患研究の進歩』アメリカ国立衛生研究所、二〇〇五年

彼女はきっと喜ぶはず、と私は考えた。オフィスに座るサンドラは、最初の研究から参加している患者だ。今回、たった五日の治療で彼女の体調は格段に良くなったので、そのあと何度も「その薬をまた自分に試してほしい」と頼んできたくらいだ。彼女の顔は、期待で輝いていた。これから何が起こるのか、察しているのだ。

「この薬の効果について長期にわたる研究をすることにしたの。それで、患者を選ばないといけないんだけど……」

そう私が言うと、サンドラの顔で笑顔が弾ける。無理もない。彼女の症状は深刻で、考えられる限りの治療薬を試してみたが、まったく効果がなかったのだから。医師たちには、もう打つ手がなく、彼女にとっては、これが最後のチャンスだった。被験者になってほしいと頼むなら、まずサンドラから始めることが無難に思えた。私は詳しい説明を始めた。この治療は実験であること、いろいろなリスクがあること、そして、結果については保証できないこと。

「どうかしら？」と私は尋ねた。

「この薬をもう一度もらえるよう、神様にお願いしたところだったんです」と彼女は答えた。

「もちろん、実験に参加します」


二〇一四年三月、私たちは最初の投薬を始めた。サンドラのコードネームは「患者一号」。今回、私たちは別のＧｎＲＨアンタゴニストを選んだ。効果はほぼ同じだが、服用後の持続期間が長くなっている。この薬は通常、前立腺がんの男性患者に高用量で投与される。私は慎重に投薬量を決定し、投薬前には彼女の体調に異常がないかどうかを徹底的に検査した。
二、三日後、彼女の血液を採取した。疑問点は前回と同じだった。ＧｎＲＨを阻害すると、免疫システムが反応するか？　被験者の炎症は鎮まるのか？　私たちは、Ｃ反応性蛋白（ＣＲＰ）を用いて炎症を測定した。炎症がひどくなると、この数値は高くなるのだ。この薬の注入前、サンドラのＣＲＰ値は五五ミリグラム／リットル〔日本ではmg/dlで表す。日本の基準値上限は0.3mg/dl〕だった。これは高い。炎症がない人なら、通常この値は五未満ミリグラム／リットルだ。一度だけ、自分の値を測ったことがある。仕事ができないほどきついインフルエンザにかかっていた時のＣＲＰ値は二五だった。このようにＣＲＰ値は、体内の炎症程度を教えてくれる。
結果を見た私は、「まさか、ありえない」とつぶやいた。たった数日前の彼女のＣＲＰ値は五〇を超えていたのに、今は二〇前後になっている。私はもう一度確認した。いや、合っている。ＰＣモニター上の数字に涙腺が緩むなんておかしな話だが、この決定的瞬間に、すべてのプレッシャーが消えていった。たったの数日間で数値がここまで急激に下降するなんて、ただの偶然であるはずがない。

「痛みはほとんどなくなりました」

診察を受けに来たサンドラは言った。関節リウマチ特有の朝の体のこわばりも穏やかになったという。毎朝、関節を動かすまで長い時間が必要だったのに、それがなくなったのだ。私自身、彼女の体の炎症がおさまっている様子を観察できた。まもなく彼女は、以前よりも働くようになり、身体に気力が満ちていった。それはまるで凍っていた川の水が、春が来て勢いよく流れだすかのようだった。

四月、私は一通のメールをインヴェン2社のアンデシュに送った。「ものすごくよいお知らせがあります」と私は書きはじめた。「三週間前にGnRHアンタゴニストを投薬した最初の被験者が、目覚ましい反応を見せたのです」同じ日、CPR値を測定すると一八になった。この三年間、見たことがないような低い値だ。

この実験を始めてしばらく経った頃、サンドラが、かかりつけ医が行った血液検査の結果を送ってきた。ファイルの表紙に貼った黄色い付箋紙に、サンドラは検査結果が良好だったことを記していた。「この薬は効きます！」というのが彼女の結論だった。

最初の被験者から得た結果は、期待を大幅に上回っていた。私には、これが真実だとはなかなか信じられなかった。これがただの偶然でないことを、どうしても証明する必要がある。なぜなら回復したのはこの薬の影響ではなく、被験者がたまたま回復期にいたからかもしれないからだ。この薬は、他の患者にも有効なのだろうか？

ベッドから自転車まで

ある朝、私はベタニエン病院でのミーティングで、医師たちがある患者について議論しているのを耳にした。その女性患者は何度も病院を訪れていたが、医師たちは治療に苦労していた。あらゆる医薬品を試したにもかかわらず、安定した改善の兆しはまったく見られなかった。当時、彼女は高用量コルチゾンを静脈内に投与する治療のために入院していた。これは、患者の容体が非常に悪い場合の、生命維持に必要な措置だ。彼女は治療抵抗性関節リウマチの典型的な患者だった。どんな薬を投与しても、短期的な効果しか持続せず、容体はすぐに悪化した。

「GnRHアンタゴニストの治験に彼女を使ってもいいかしら?」と私はたずねた。医師のひとりが奇妙なまなざしを向けた。

「その薬の効用を証明したいのなら、彼女を被験者にしないほうがいいと思うね。あの患者には、どの薬も効かないんだ」とその医師は答えた。

「GnRHアンタゴニストに投資する価値があると証明するために、何か新しいことを導入する必要があるんです。もう他に治療法がないような患者にも効くというような」と私は主張した。そのような患者たちには、新しい可能性が必要なのだ。私は喜んでリスクを取るつもりだった。

「もちろんだとも。やってみてくれ。幸運を祈るよ」彼らは答えた。

そうして、私はマーリットに再会することができた。

病室はどこも満員だったので、彼女は廊下に置かれたベッドに横たわっていた。体調は、前回会った時よりも悪そうだった。私は「ごく少数の患者に長期間の治験をしています。今回はプラセボに当たってしまう可能性はありません」と説明した。

「被験者になってもらえますか？」

彼女は即座にイエスと答えた。

「喜んでお手伝いします。もう、この病気にはうんざりです」

彼女の治験は五月に始まった。彼女は「患者二号」だった。

最初の投薬を受けた時点のマーリットの容体は、とても悪かった。ベッドから起き上がるだけで午前中いっぱいかかった。身体の痛みが強く、もはや車の運転もできなくなっていた。私は彼女に説明した――この試薬についてなんの結果も保証できないこと、彼女の前に同じ長期間の治療テストを受けたのは、他の患者たった一名であること。その後、数週間にわたり、彼女から容体を報告してもらうことになった。一週間後、最初の兆候があらわれた。

「両手から何かが消えたような感じがします」とマーリットは言った。しばらくすると、彼女は階段を普通に下りられるようになった。以前は一段ずつしか下りられなかったのに。そして自分で靴ひもが結べるようになり、パンもスライスできるようになった。

「こういったことで、人は回復に気づくものなのですね。ベッドで寝たきりの状態から、すぐに部屋中を飛び跳ねられる状態にはなりませんが、毎日少しずつ良くなっていることは感じます」

最初の注射から二、三週間経った頃、私はインヴェン2社のアンデシュに一通のメールを送った。「患者二号が血液検査を受けたと電話してきました」と私は書きはじめた。それから、彼女の病状は非常に侵襲的だったと説明した。「彼女はあらゆる治療法を試しました。私でさえ彼女を被験者にするのをためらうほど、その容体は悪かったのです」と私は続けた。

マーリットの血液検査の結果は、最初の被験者同様、説得力のあるものだった。ＣＰＲ値は四四から二一にまで下がった。他の炎症測定法でも数値は下がっており、もはや健常者のレベルだった。ふたりの被験者に現れた効果は、五日間だけの治験で得られた結果よりも、ずっとすばらしかった。マーリットは、もうじっとしてなどいられなかった。

　マーリットは八人の仲間と共に、その年の聖霊降臨祭に自転車旅行をする計画を立てていた。数週間前にはとても一緒に行けそうにないと諦めていたが、治験中の彼女は毎日、症状が良くなっていくことを実感していた。聖霊降臨祭の週末、彼女は自分の自転車仲間と共にテンスベル〔南ノルウェーにある都市〕駅に降り立った。輝くように美しい空の下、彼らはショッメ島〔南ノルウェーにある島〕とヴェルデンスエンデ〔ショッメ島南端の地名。世界の果てという意味〕に向かってサイクリングコースを走りはじめた。友人たちは彼女の完走をいぶかしがっていたが、本人の気分は爽快だった。

「ともかく、遅れを取るなんて嫌なんです。絶対に」と言ってマーリットはほほ笑んだ。彼女がラーヴィク〔南ノルウェーにある都市〕に戻った時に送ってくれたテキストメッセージを、私は決して忘れないだろう。彼女はたったの数日間で、一五〇キロを自転車で走りきったのだ。

「私、他の全員を合わせたよりも元気だったと思います。だから最後には、『その元気の素を分けてほしい』と頼まれる始末で。これが現実だなんて、みんな信じられなかったようです」

　マーリットは言う。ＧｎＲＨアンタゴニストを彼女に最初に投薬してから、まだ一カ月ちょっとしか経っていなかった。医者たちがあらゆる治療を試しても、確かな改善が見られなかった患者だというのに。彼女は何年も、症状の悪化と好転を繰り返していた。それなのに今は自転車で、健康な友人たちよりも速く長距離を走れるのだ。

「現実だとは、とても思えません」と彼女は言う。

血液検査の結果は、ほとんど炎症が消えたことを示していた。

私はほんの数カ月間で、信じがたい疾患改善のケースを二件観察したことになる。私とヨールンとアンデシュは、今後の方針について話し合った。

「男性ホルモンには、どんな影響をおよぼすんだろう？」

あるミーティングでヨールンが尋ねた。

「あなたには精巣があるわよね？」と彼をからかう。実際のところ性ホルモンがあるのは女性だけではないし、この質問は非常に興味深い。この医薬は男性にも効くのだろうか？　他の自己免疫疾患の治療にも役立つのだろうか？

私たちには、男性被験者が一人必要だった。私がヤンに出会ったのは、その頃だった。一九四一年に彼が生まれた時、自己免疫という概念は存在しなかった。子どもの頃からずっと病気だった彼に、その理由を説明できる人が現れるまで、四〇年以上かかった。多くの自己免疫疾患患者にとって人生がどれほど厳しいものなのか、彼のケースもまた、それを示している。

「痛風にかかるのは老人だけ」

彼に初めて会ったのは、ベタニエン病院の廊下でだった。長くつらい時期が続いていたので、彼は完全に参っていた。だから私にとって、新しい試薬の被験者になってもらいたいと彼に頼むことは、難しいことではなかった。この病状を軽くしてもらえるのなら、片手を切り落とされてもいいくらいです、と彼は答えた。この頃の彼は、毎朝ベッドから出るだけでも一時間かかっていた。アパートの二階にある自宅へ戻ろうと共同階段を見上げると、彼の眼には、スパイクに覆われたエベレスト山が映った。

「あなたの両脚を切断して、義足で歩くことを想像してみてください」

私を前に、彼は言った。ヤンはベッドから出てくるだけでもパートナーの力を借りて奮闘しなければならず、やっとの思いでバルコニーへ出て、どうにか椅子に腰を下ろす。そして、かなわぬものを見るようにテーブルに置かれたコーヒーカップを眺める。それを持ちあげる力が、もう彼には残っていないのだ。

ヤンはこの一〇年間、入退院を繰り返し、多種多様な治療法を試みた。大量の薬を服用したこともあるし、医薬品の点滴を受けながら廊下に置かれたベッドに横たわっていたこともある。だが、当時のベタニエン病院の代表的な治療法といえば、大きな松材のバスタブで患者を温浴させることだった。

「体が赤くなるまで、わしらは熱々《あつあつ》の湯に浸かっていた。お湯の温度が下がると、女の人ふたりが、沸かしたての湯をバスタブに注いでくれた」

七〇年以上も病気を抱えた彼は、その間ずっと医療機関の欠陥に直面してきた。自分がかかっている病気の専門知識が乏しい医者に当たってしまうことも、患者としては珍しくない。診断して病名がつくまでに、おそろしく時間がかかってしまうこともある。また、苦境に陥った自分たちを助けてくれると信じていた医療機関から、不信感に満ちた対応をされたと語る患者も多い。あるアメリカの研究によると、自己免疫疾患の患者のほぼ半数は、医療制度の中で〝慢性的不平家〟に分類されている。

医師が通常の検査をしても明確な答えを見つけられない場合、患者自身に責任を押し付けるのは簡単だ。診断は長いプロセスになることが多く、その間、患者は不安を募らせている。では、ヤンの場合はどうだったのだろう？

ヤンが子どもの頃、すでに両親は何かがおかしいと気づいていた。五歳の息子が、他の子どもたちと一緒に走ろうとしても、両脚がいうことをきかず、毎回よろけて転んでしまうのだ。小学校二年生の健康診断の後、医師は両親を呼び出した。

「ヤンには問題があります。背骨が完全に曲がっているのです。でも、ここではその原因はわかりません」

地方病院でも、この子には問題があると診断されたが、医師たちにはその謎が解けなかった。診察台に載せられた少年は痛がっていた。腰や片方の臀部のまわりには、医師でさえほとんど触ることができなかった。その様子は痛風を連想させたが、医師たちはその結論に納得しなかった。

「痛風にかかるのは老人だけだと医者たちは信じていたんです。だから、子どもがかかるはずはないと」

とヤンは言う。

そして、ヤンは子ども時代を、痛くて走れない脚と共に過ごした。一〇歳になって初めて、レントゲン写真を撮ってもらうことができた。その画像を見た医師は、本来なら白いはずの部分が黒くなっていることに気づいた。老人科で撮影した写真が混じっているのか？　左臀部が完全に破損している。この子は一〇歳なのに？　両親には二つの選択肢が与えられた。息子さんは一年間ずっと入院していることもできますが、これはある意味、三六五日続く国家による拷問です。もう一つの選択肢は、手術に賭けてみることです。

「人口股関節を子どもに取り付けるなんて、それまで聞いたこともないような話でした。けれども幸いなことに、わしの両親は、それを選んでくれたのです」とヤンは語る。

第二次世界大戦が終わり、何千もの若いアメリカ兵士がヨーロッパから帰還した。戦場では多くの腕や脚が失われた。その結果、かつてはなかった産業が花開いた――義肢製造だ。戦争がなければ、ヤンの臀部は動かないままだっただろう。病院の医師団のもとにはアメリカから最新の義肢の一つが送られてきた。人工の股関節と大腿をつくるために武器製造の材料が使われた。手術後のヤンの体内には、ロケットに匹敵するアメリカの最新技術が埋め込まれていた。

人工関節はおおいに役立ったが、ヤンの病気はそれで治ったわけではなかった。痛みとこわばりは、良くなったり悪くなったりを繰り返したが、完全になくなることはなかった。彼は地元の造船所で肉体的につらい仕事に就いたが、医師たちはその後の三〇年間も、ずっとお手上げ状態だった。

「いくら医者に話しても、『あなたはうそをついてますね』といいたげな表情をされたら、あなたはどうしますか？　毎朝、やっとの思いでベッドから起き上がっているというのに、それを信じてもらえなかったら？」と彼は嘆く。

一九八四年のある日、彼はベタニエン病院のリウマチ専門医を紹介された。その専門医はヤンの話を聴き、彼の体を曲げたり伸ばしたりつまんだりした。背中と大腿のレントゲン写真も撮った。そのあと専門医は、魔法のような言葉を発した。「あなたの問題の正体がわかりました」

ヤンの病気は強直性脊椎炎だった。最初に背中の関節に重度の炎症が起こるが、小児期に発病すると、多くの場合、股関節や膝などの大きな関節が侵襲される。それでも多くの関節はかなり正常に機能するが、一部は激しい打撃を受ける。強直性脊椎炎の原因は不明だが、自己免疫反応であると考えられている。これはかなり一般的な自己免疫疾患だ。ノルウェーでは、人口の一パーセント弱、約四万人のノルウェー人が罹患している。また、男性を好む自己免疫疾患は少数だが、この病気はその一つだ。

強直性脊椎炎はまた、北国の人々のほうがかかりやすい。ノルウェー北部の出身だった場合、罹患する確率は南部出身者の二倍になる。サーミ人の場合、さらにその確率は高くなるが、アフリカ人の大部分はこの病気から逃れることができる。これは遺伝子に関係している。強直性脊椎炎を発症するほとんどの人は、HLA-B27という遺伝子を持っている。これはノルウェー南部出身者よりも北部出身者に一般的なものであり、サーミ人の間ではさらに一般的だ。アフリカのかなりの国々では、存在すらしないと言っていい。

では、この病気は恐ろしい遺伝病なのだろうか？　それほど単純なことではない。私たちの一〇パーセントは、HLA-B27遺伝子を持っている——つまり発病する人よりも格段に多いのだ。つまりこの遺伝子を持っていても、その大部分は、免疫細胞に背中の関節を攻撃されることなく一生を送ることができるのだ。これは、遺伝と環境の興味深い相互作用の一例だ。ここにも、発病するかどうかの引き金となる環境要因が存在する。

この時点で四〇歳だったとはいえ、ヤンにとって人生最大の謎の答えが出たことは、大いなる安堵だった。とはいえ、治療法は限られていた。最も重要なことは体を動かすことだが、彼はすでに肉体労働者として厳しい労働に長年従事していたのだ。私が彼に会う前の数年間、彼はさまざまな薬を試したが、どれも目立った効果はなかった。可能性はすべて使い果たしていたのだ。

二〇一四年秋、私は彼に最初の投薬を行なった。他の関節リウマチ患者同様、変化は急激に起こった。

「確かに体の調子は良くなりましたが、それを信じる気にはなれないんです。また薬に失望するんじゃないかと思って」

この日の面接でヤンは言った。しばらく沈黙した後、確かに何かが起こっていると彼は説明を始めた。痛みが少なくなり、体の動きが戻ってきた。ヤンは、慢性炎症性腸疾患である潰瘍性大腸炎も患っていたが、それも改善し、検査では炎症がかなり減少していることがわかった。

「どんな治療を受けても、こんなに良くなったことはありませんよ」

彼は私に言った。その後、すぐに彼はアパートの階段を下りることができるようになった。自分で新聞を取りに行くことが、再びできるようになったのだ。車を運転し街まで行けるようになった。そして、暖かい朝にはバルコニーに座り、笑顔でコーヒーカップを持ち上げられるようにもなった。

おそらく、ＧｎＲＨアンタゴニストは関節リウマチ以外にも効くのかもしれない。そして男性にも。

他の疾患でも検査

私たちはこの薬を他の患者でも検査した。ほとんどが関節リウマチを患っていたが、強直性脊椎炎、全身性硬化症、全身性エリテマトーデスの患者もいた。それらの患者には、乾癬や炎症性腸疾患など、炎症に関する追加の診断もおこなったので、そういった疾患が改善されたかどうかも確認できた。さらに、神経科医と協力して多発性硬化症の患者にも試用してみた。これらの被験者は、他に治療の選択肢のない患者ばかりだった。

全身性エリテマトーデスを持つ男性は、特別な印象を与えた。この炎症性疾患は全身に影響を及ぼし、多くの臓器に症状が起こる可能性がある。最も一般的な臓器は、皮膚や関節、腎臓、血液、神経系だ。全身性エリテマトーデスの英語名はSystemic Lupus Erythematosusで、このLupusはラテン語でオオカミを意味し、この病気は狼瘡とも呼ばれている。患者の顔に現れる発疹を見て、人々はオオカミの咬み傷を連想したのだろう。この病名は数百年前につけられた。

一〇人の全身性エリテマトーデス患者のうち九人は女性だが、男性がいったんそれを発症すると、激しい苦痛に襲われる。この男性は激痛を抑えるためにペイン・クリニックにまで通院した。さらに、足の血管の炎症のために歩行が困難になった。

全身性エリテマトーデス患者は、治療の選択肢が多いからといって甘やかされているわけではない。確かに、最高のものはマラリア治療薬だ。それは熱心な研究と偶然が重なって生じた医学的発見の好例だ。第二次世界大戦中、太平洋地域では数多くの戦闘があり、連合軍にとってマラリアは問題であった。その結果、何百万人もの兵士にマラリア治療薬が投与された。そのうちの何人かは、全身性エリテマトーデスなどのリウマチ性疾患を患っていたが、マラリア治療薬のおかげで持病の症状が軽くなったと報告した。これにより、あらたな研究が行われ、兵士たちの証言が正しかったことが証明された。マラリア治療薬はこれらの症状をある程度緩和し、全身性エリテマトーデスでは最も一般的に使用される薬の一つとなった。その効果の理由についてはよくわかっていないが、この薬はさまざまなメカニズムを通して免疫システムの活動を抑制するようだ。

全身性エリテマトーデス患者の多くは順調に長生きして良い人生を送るが、依然として生命を脅かす病気であることには違いない。そして、この男性の症状は深刻だった。あらゆる治療法を試みた後だったので、彼にGnRHアンタゴニストを試験することは倫理的に正当であると、私たちは考えた。

試薬を用いた治療の数カ月後、彼は再び普通に歩けるようになり、ポーランドへの休暇旅行を予約した。全身性エリテマトーデスに一般的に処方されている薬を使用すると、患者は平均して一年後に約六〇パーセント改善することがわかっている。だが、彼はたったの四週間後にその点を通過した。多くの全身性エリテマトーデス患者は腎臓に問題を抱えており、彼もそうだったが、数週間後には腎臓の数値は正常になった。彼はまた、全身性エリテマトーデスによる傷を負っていたが、現在では徐々に改善している。彼は気分が良くなっただけでなく、検査の結果では体内の炎症も低下していた。

他の被験者にも改善が見られた。めざましく良くなった人もいれば、それほどでもない人もいて、このことは血液検査に反映されていた。これらの被験者たちは、もはや通常の薬物療法に反応しない、治療が非常に困難な人々だった。新しい試みをしても、彼らに影響を与える可能性はごくわずかだった。研究によると、抗TNFの投薬を受けている関節リウマチ患者一〇人のうち約四人しか症状が改善しないという。

最初の被験者サンドラの、治験前後の様子を写真で記録した。治験前、彼女の足首は炎症のせいで腫れあがっていたが、GnRHアンタゴニストの服用を開始すると、すぐにその症状がほとんどなくなった。ラヴィンダー・メイニーが初めて抗TNF製剤をテストしたときのように、私も患者のビデオ撮影を始めることにした。自分の見たものが真実であると証明する手段として、ビデオほど便利なものはない。私は、治験の前後に患者が階段を上り下りする様子を撮影した。いくつものビデオの中で、患者たちは大きな変化を示した。

私たちが行っていたのは実験的な治療だ。本格的な研究ではなかったため、結果を慎重に解釈する必要があった。とはいえ被験者たちは、何かが確実に起こっていると私たちに伝えてくれた——きわめて重要な何かが。

だが、製薬会社からの反応に関しては、ほとんど進展がなかった。私の発見に関してインヴェン2社はいくつもの製薬会社と話し合ったが、さまざまな理由から、どの会社も関心を寄せなかった。インヴェン2社の社員たちが熱心に仕事をしていることは知っていたが、事態の膠着に私はフラストレーションを募らせていた。夜でも休日でも構わず彼らに電話して質問攻めにしていたので、彼らは私のことを厄介な人物だと思っていたことだろう。この時もまた、うるさく言うために電話をかけていた。

「私たちだって努力しているんです、アニータ。でも、大手製薬会社はどこも興味がないって言うんです。だから当社としても、これ以上優先的に扱うことはできません」

インヴェン2社の社員たちが答えた。

「わかりました」

私は答えた。私に言えることは限られている。

私はベランダへ出た。雨が降っている。脳裏には、これまでに会った被験者の姿が次々に浮かぶ。そしてすぐに、リバプールにあった母親の寝室に引き戻された。私の耳には、数時間は痛みから解放されていることを示す、睡眠中のリズミカルな呼吸が聞こえる。

私はまだ、諦めるわけにはいかない。

数十億ドルの会社がやってきた

「この分野の多くの人々が、治療と治癒の点で患者に大きな恩恵をもたらす黄金時代が到来しようとしていると信じています」
「免疫学の六〇年：過去、現在そして未来」英国免疫学会、二〇一六年

いったい何が間違っているのだろう？　私たちは、何人もの被験者が投薬後、数週間で松葉杖が要らなくなることを目のあたりにした。試験前はベッドから出るだけでも苦労していたのに、その後は自転車で数十キロ走れるようになった人もいた。炎症がほとんど消失した血液検査を確認した。新しい抗炎症薬を求める潜在的市場は巨大だ。何百万人もの患者がコルチゾン、抗ＴＮＦおよび他の抗炎症薬を毎日使用している。製薬会社にとって、ＧｎＲＨアンタゴニストの効果を確認するために、ほんのわずかな金額を投資することは理にかなっているだろうに。では、なぜ彼らは興味を示さなかったのだろうか？

それまでインヴェン2社は、興味を持ちそうなさまざまな企業と連絡を取っていた。だが、調査結果の簡単な要約を送るだけで、本当にそれらの企業を納得させることができるのか、私たちは話し合った。

「ほんの数ページの説明で、各種の自己免疫疾患を治療できると主張することはできません」

私はヨールンとアンデシュに語った。ビジネスの世界では簡潔で人目を引くことが肝心だとは理解

していたが、関節リウマチ、多発性硬化症、乾癬など多くの病気が治療できるかもしれない新薬について、簡単な情報しか送らないのであれば、それは不真面目に見られてもしかたがない。それでは、なかなか信用してもらえないだろう。

私はもう一度、アンドルー・シャリーにアドバイスを求めることにした。マイアミにいるシャリーと彼の片腕であるノーマン・ブロックにメールを送った。簡単な説明には、被験者たちのビデオも添付した。

「この薬に可能性があることを、ご理解いただければ幸いです。私は、この薬が多くの患者を救えると信じております」と私はメールに書いた。そして、製薬業界の誰と連絡を取ればよいのかご教示願えないか、とも記した。それは金曜日で、週末が迫っていたので、私はすぐに返事がもらえるとは考えていなかった。

ところが月曜日の朝に、思いがけない返事をもらった。ブロックは、製薬会社フェリングの幹部の一人である知人に私のメールを転送してくれたのだ。フェリング社は私たちが試験に使用したうちの、ある医薬品の権利を所有していた。

「ちょっとこのビデオを見てくれ――興味を惹くこと間違いなし」

ブロックは知人あてのメールに書いていた。

数時間後、フェリング社の知人は返信した。彼のメールは「コース博士の研究に魅了されています」で始まった。このビデオは、フェリングの経営陣にとって、以前には考えられなかった可能性を示唆していた。「この情報は社内に広める必要があります！」と彼は書き、他の幹部とメールを共有してもよいか丁寧に尋ねた。

たったの数日間で、事態は急展開した。フェリング社は確たる興味を持ち、コペンハーゲンにある本社での会議に私たちを招待した。

この時、私は非常に重要なことを学んだ——組織では、実際に決定を下す人に連絡すること。また、ビデオに説得力があったことは言うまでもない。患者が治癒していく様子を、その目で追うことができるのだから。

私は、他の大手製薬会社の経営幹部のメールアドレスを検索した。その一部は巧妙に隠されていた。メールアドレス一つ見つけるだけで一日かかることもあった。私は一六ページの要約を書き、新しいメールを作成した。これからアプローチするのは専門家で、たった二ページの要約だけでなく、徹底的な説明を読みたい人たちだ。それに加え、私は治験前後の被検者たちのビデオが見られるように、リンクも忘れずに挿入した。それから私は問い合わせを送った。

私が最初に連絡したのは、製薬業界の巨大企業ファイザーだ。コカコーラの最高経営責任者にメールを送り、返事を期待するようなものなので、深呼吸してから送信ボタンを押した。送っちゃったね、と私は自分に言い、日常業務に戻った。回答には数週間かかるだろうと予測していた。ひょっとしたら、返事なんかもらえないかもしれない。

ところが、その二五分後にファイザーは、もっと情報が欲しいと言って寄こした。

私はリストの下位に向かって進むことにした。数週間にわたって、アッヴィ、アストラゼネカ、MSDなど、私たちの試薬に類した製品をつくっている製薬会社の社長と製品開発部長に片っ端からメールを送った。「GnRHアンタゴニストには未開発の大きな可能性があることをご理解ください」

と私はメールを締めくくった。すべての会社が返事を寄こし、しかもただの社交辞令ではなかった。非常に興味があると言ってくる会社もあった。このとき、私はこれからの道のりが明るく開けていることを実感した。

大手企業の一つが面会を希望してきた時には、私からヨールンとアンデシュに送ったメールに「やった！」の文字が躍っていた。私たちはエネルギーを取り戻した。物事が進みはじめたのだ。この薬の可能性を再び信じることにした。

太陽が輝いていた。私は病院裏の公園に出て、地元出身の極地探検家の像の横で、芝生に仰向けに横たわった。緑の芝生の上で、研究用の白衣が雪の天使になる。数分間横たわり、その時の気分に浸った。

薬を世に出す

その後、いくつかの大手製薬会社との頻繁なメール交換が続いた。こちらの期待どおりの展開になることもあれば、そうならないこともあった。だが、フェリング社の興味は際立っていた。この会社は、両世界大戦の合間にナチスを逃れたドイツ人科学者がスウェーデンで設立したもので、今でも家族経営である。創業者はすでに亡くなっていたが、同社のウェブサイトで若い科学者に対する彼のアドバイスを読むことができた。

「お金のことを考えずに研究するのが最善です。目標が事前に設定されている研究は、驚くほど非生産的です」この企業精神に私は深く同意した。ヨールンとアンデシュと私は、フェリング本社のあるコペンハーゲンに向かった。

フェリング社の建物は、カストルップ空港からタクシーですぐの場所にあった。エーアスタッド駅の隣にそびえ立つ高層ビルがそれだ。最上部に青い文字でフェリング社の社名が誇らしげに表示されている。私たちはフロントで待った。三人とも沈黙していた。ヨールンは、雰囲気の重さに耐えきれず、不意に緊張の糸が切れてしまったかのように、ポケットから携帯電話を取り出すと、チェスゲームを始めた。おそらく心の中では、反論や批判的な質問への準備をしていたのだろう。私は、自分の研究が突然そのような批判にさらされても、冷静でいるよう自分に言い聞かせた。

ミーティングルームは最上階にあった。フェリング社長は、社内でもかなり上層部の社員を、この件の担当につけていた。フェリング氏はジェームズ・ボンドに少し似た、どこか気取った魅力的な人物だ。ヨールンが後から、彼に魅了されないように私に忠告した。

「あの人はちゃんと知っているんですよ。あなたの関心は大掛かりな研究をすることで、お金儲けは気にしてないってことをね」

「これについて研究することに、当社は前向きです」

フェリング社長が最後に述べた。私は冷静さを保つのに必死だった。ゴールまで、もう少しだ。本当にあと少しなのだ。

正面玄関から出た瞬間、ヨールンとアンデシュは興奮をあらわにした。私は、あのようなミーティングではどういう状態が普通なのか知らなかったが、何か良いことが起こっているのは感じていた。だから、やはり喜んでもいいのだと思った。私は振り返り、肩越しにダークカラーの建物正面を見た。

「でも彼らの目と鼻の先で、興奮している様子を見せるのは、あんまりよくないかもね」

「そのとおりです」

ヨールンは賛成し、私たちはタクシーに飛び乗った。

空港で、私たちはミーティングの成功を祝って乾杯した。三人とも安堵と大いなる喜びを感じていた。「スマイル！」とヨールンが言う。絶対うまくいくと確信していました、とも付け加えた。

「アニータ、あなたは大金持ちになるんですよ！」

彼は世界一の笑顔で冗談を言った。私もにっこりせずにはいられなかった。


交渉には時間がかかるものだが、私は短気な質《たち》なのだ。二〇一五年の春、私は製薬会社のリストを読みなおし、アステラスに注目した。同社は、ASP1707という謎めいた名前の錠剤型ＧｎＲＨアンタゴニストを開発していた。この会社には接触してみる価値があるだろう。

私は新しいメールを作成した。その頃の私は、その手のメール作成のエキスパートになりつつあった。「ＧｎＲＨアンタゴニストには未開発の大きな可能性があることをご理解ください」と私は説明を締めくくった。そしてそのメールを、日のいずる国、日本に送った。

アステラスの本社は東京にある。ファイザー、メルク、バイエルほど有名ではないが、二千億クローネ以上の企業価値がある。アステラスは、前立腺がんに対するASP1707を開発した。今回私は、関節リウマチでそれをテストすることを提案した。

メールを送信してから数日後、詳細な情報を求める丁寧な返信を受け取った。さらに数日後、その日本企業がすぐにも行動に移したい意向であることを知った。企業幹部の一人が個人的にメールに返信し、同社が「コラボレーションの可能性について生産的な話し合いができることを望んでいる」と知らせてきたからだ。有望そうな新しい申し出にヨールンは小躍りした。

「みんなで日本に行きましょう！」

彼は言った。そして、「それには、きちんと包んだ贈り物を持っていかなければなりません」と笑顔でつけ加えた。突然、交渉相手が二社になった。

その日本企業は真剣だった。私の研究について、あらゆる角度から、どんなに細かいことでも確認したがった。私は確かな手ごたえを感じた。問題は、どちらの企業と契約するかだった。

お金の問題

企業との交渉は長引き、数ヶ月が経過した。私の研究資金は底を尽きかけ、今後の研究に取り組める可能性が狭まりはじめていた。何らかの変化が起こらなければ、私は通常の医者としての仕事に戻らなければならない。ベタニエン病院の院長は、お金の問題を理解していた。

「研究資金がこれ以上もらえない場合はどうしますか？」彼はある日私に尋ねた。

この質問の答えはこれしかない。

「ドアをノックします。何度も何度も何度も何度も」と私は答えた。

とはいえ、それで心配が去るわけではない。プロジェクト全体を台無しにする危機に瀕していたのだから。こうなったら、従来のルート以外で新たな資金提供者を見つけるしかない。私たちは、水力発電産業の利益で設立されたテレマーク開発基金に連絡した。彼らは地元のプロジェクトを支援していた。

「あなたの懸念はわかります。できるだけのことをしてみます」

ファンドマネージャーは言った。彼は有能な人物で、近隣地域で支援してくれそうな諸団体とのミーティングを企画してくれた。


ミーティングだというのに私は出遅れてしまい、シーエン中心部のクロスター島にある青灰色のレンガ造りの建物へと早足で歩いていた。雨が降る中、ハイヒールで水をはねかしつつ古い工場の煙突のそばを通り過ぎる。この小さな島では、かつては工業が盛んだったのだ。

ドアの内側では、招待された人々が長いテーブルの周辺に座っていた。

「やあ、アニータ」と言ってヨールンは立ち上がった。彼には冷静さを保てるビジネスマンの顔がある。「リラックスしてください。コーヒーがありますよ」と彼は言い、コップにコーヒーを注いだ。何てことだろう、遅刻するなんて。いつもの私なら定刻の三〇分前には到着しているというのに。このプレゼンテーションには多くのことが掛かっている。これが資金調達の最後のチャンスかもしれないのだから。

ラップトップ・コンピューターを開けた時、自分の指が目に入った。ここへ来る途中、赤いマニキュアは悪目立ちすると思い、レマ一〇〇〇というスーパーマーケットに立ち寄って除光液を買い、車の中で落としてきた。そのせいで私の両手は今、強い溶剤の臭いがする。大丈夫、と私は自分に言い聞かせた。私は諸団体の人々を見上げて微笑んだ。気取った英国風アクセントを出さないように気をつけなくちゃ。

「本日はご参加いただき、ありがとうございます」

私が言うと、みんながうなずいてくれた。そこで私は今まで取り組んできたこと、そしてさらなる研究が重要であることを説明した。

「グローバルな製薬会社との契約締結を目指しています」と締めくくる。シーエンの小さな病院で働く、無名の研究者の野心的発言だ。だが、私たちの本心でもある。

ミーティングの後はヨールンと共に帰路に就いた。研究を一歩進めるためには、何をする必要があるのだろう？　ふたりで長い議論をした。ＧｎＲＨアンタゴニストの問題は、〝化学的去勢〟が問題とされる副作用が起こり得ることだ。若い患者にとって、これは好ましいことでは決してない。長期間の薬物治療には不確実性が必ず存在する。ＧｎＲＨアンタゴニストの使用については、最長で五年間の追跡調査があるだけだった。だから、私たちの試薬を長期間使用するとどんな副作用が生じるのか、まだ分からない状態だった。だが、多くの知識を集めれば、新しいアイデアを得ることができる。そうやって私は、必ず解決できるという自信を深めてきた。優れた効果があり、かつ患者を化学的に性的不能にしない医薬をつくることは可能だろうか？

ＧｎＲＨは、脳内で局所的に作用するだけではなく、体内のいくつかの免疫細胞と直接結合する能力もある。免疫細胞の中には、ＧｎＲＨ自体を生産・分泌する能力まで備えているものもある。つまり、このホルモンＧｎＲＨは脳の閉鎖系外にも存在するのだ。私の頭の中では、ある考えが生まれていた。このホルモンＧｎＲＨには、性ホルモンを産生する連鎖反応を引き起こす役割よりも、もっと重要な意味があるのではないか。ＧｎＲＨは、免疫細胞に直接働きかける。これが、ＧｎＲＨが炎症反応に影響を与えた原因なのだろうか？　それなら、性ホルモンを阻害しない可能性もあったかもしれない。解決策はおそらく、ＧｎＲＨ自身が免疫細胞に直接結合するのを防ぐことではないだろうか。

私のアイデアは、脳の外でだけ、そのホルモンGnRHを阻害する薬を作ることだった。そうすれば、性ホルモンは自由でいられるだろう。

雨の中で別れる前に、ヨールンは私の肩に手を置いた。

「一歩前進するためには、ラボ・テストを実施する必要があります」と言いながら。

「それは誰がやるの？」と私は驚いて尋ねた。

「あなたです」

とヨールンは答えた。

「どうやってやればいいの？　ラボ機器の電源スイッチがどれなのかもわからないくらいなのに」

私は笑いながら言った。

「あなたなら、できますよ」

と彼は言った。

数週間後、ミーティングの参加者たちから決定が下された。二〇〇万クローネの資金を提供するという。しばらくすると、ノルウェー研究評議会からも資金を受けることができた。肩の荷が下りた。

あとは、使えるラボを探すことだ。

保管室の中のラボ

私が求めていたのは、昼も夜も一人で仕事ができる研究室だ。けれども、そのためには高度なラボ機器の使用方法を学ぶ必要がある。だからYouTubeでラボ機器に関するビデオを片っ端から観て、操作の〝いろは〟を学ぼうとした。当然、最初の数回はバカな失敗をするに違いない。だから、他の科学者の前で恥をさらさずにすむように、一人で実験できる場所が欲しかった。

私はベタニエン病院に、一時的なラボを設置することが可能か尋ねた。私が必要な機器を揃えると数百万クローネかかるので、すべてを購入するのはとても無理だと言われた。だが、抜け道が見つかった。いくつかの企業は、購入予定者が一定期間テストできるように、ラボ機器の貸し出しを行っている。いくつか電話をかけるだけで、あっという間に必要な機器がすべて揃った。あとは試用期間が終了したときに、忘れずに機器を送り返すだけだ。

素晴らしい、と私は思った。あとは、機器を設置できる場所を確保することだ。病院の二階には、窓のない古い保管室があった。そこなら何とか使えるだろう。私はそこを無菌状態にし、できるかぎりの装置を揃えた。物質的なものは揃った。あと不足しているのは私の化学知識だけだった。

GnRHアンタゴニストは偽のGnRHの一種だ。この薬物は、まるでキーが鍵穴に収まるように、細胞の受容体に付着する。だが、いくらキーが鍵穴に収まっても、そのキーを回転することはできず、ドアは閉まったままだ。つまり、GnRHは機能しないことになる。GnRHアンタゴニストをつくるためにはホルモンの一部を組み換えなければならず、そのためにはホルモンの化学構造を理解している必要があった。私は化学者ではないが、勉強ならできるはずだ。私は五冊の医療化学の本を買い、取るべき手法を模索した。

幸いなことに、GnRHは複雑なホルモンではない。どのような構造なら新薬をつくる可能性があるのか理解することができた。私は、専門外の分野、つまり十分な知識のない分野を必死に勉強し、研究を続け、試行錯誤を繰り返した。最終的には、インド出身の医師とスリランカ出身のバイオエンジニアに助けてもらうことができた。彼らは職業安定所に登録中で、就労先を探していた。そして私にはアシスタントが必要だった。

昼夜を問わず、私たちは狭い保管室で研究を続けた。壁に開いた穴は粉コークスのブロックでふさがれ、機器が詰まった段ボール箱が青い棚に積み重ねられていた。壁には、実験の手順を詳述したいくつものメモがぶら下がっていた。数ヶ月後、私たちは、最終的に薬になる可能性のある各種成分をテストする方法を見つけた。関節リウマチの患者から採取された免疫細胞を購入し、各種成分が免疫細胞にどのように影響するかを調べた。それは非常に集中力を要する大変な手作業だったが、一度理解しさえすれば、完全に実行可能だった。

他の研究者たちには、ラボ、最先端の機器、うやうやしく仕えるアシスタントたちが用意されているかもしれない。窓がなく空気の悪い保管室で真夜中まで仕事をしていると、彼らのことをたびたび羨ましく思ったことは認めよう。同時に、ゼロからの研究は、非常にユニークな感覚を与えた。私は発見の旅に出たのだ。

二〇一五年のクリスマスイブ、携帯電話で、あるメッセージを受け取った。ヨールンからだった。

「メリークリスマス、アニータ！ 新年の前に、もう一度メールをチェックしてくださいね ︰）」

メールには、ある企業が通知を寄こしたと書かれていた。彼らは契約を望んでいると。

ついに契約締結

四月には新しいテキストメッセージが届いた。ヨールンとアンデシュは、私と病院長に、交渉に関する最新情報を伝えたいと言っていた。それが良いニュースだと気づいた私は、すぐに院長室にあるコンピューターの画面の前に座り、スカイプでヨールンとアンデシュに連絡を取った。

「アステラスと契約することになりました」

ヨールンが言った。私は病院長を見た。彼はプロらしい顔を維持しようとしていたが、私が身を乗りだし彼の頬にキスすると、その緊張が解け、二人の笑い声が弾けた。その夏、私たちは契約に署名した。やっと実現したのだ。

このような契約での金額は急に上昇することがよくあり、この場合もそうだった。とはいえ実際には、今後の実験を通じてこの試薬の有効性が確認できるかどうかが条件だった。署名時にいくらか支払いが行われるが、その後は、会社が承認に向けた新段階に到達するたびに、少しずつ私たちに支払うことになっていた。関節リウマチ治療薬の販売承認を得るためには、アステラス社は実際に効果があることを確認する研究を、さらにいくつか行う必要があった。

それらの研究がすべてうまくいけば、最終的な収入は数億クローネになるかもしれない。ともかく私たちの契約は、ノルウェーの病院と製薬会社が締結したなかで最大のライセンス契約だった。

交渉が終結したことに、私は安堵した。だが同時に不安も感じた。最も重要なことは、さらなる研究が適切な方法で行われるかどうかだが、私はそれに関与したかったのだ。なんといっても、自己免疫疾患でGnRHアンタゴニストを使用した経験があるのは、全世界で私だけなのだから。だがその日本企業は、この先の研究は自分たちで実施したいと述べた。私が参加する可能性は、契約締結と引き換えに交渉テーブルの上で消えてしまった。

研究とビジネスはまったく別のものだ。この多忙な数年間、私は自分の研究が純粋な商品であり、患者の利益が背後に押しやられていることを、たびたび感じていた。大切なことはこの研究の継続だが、その代わりに、私は重要な議論から除外されてしまった。私はそれまでほぼ独力で研究を続けてきたが、これからはもう必要とされないのだと感じた。

自分の発見が突然ビジネスになったとき、仕事上のコントロールを失うという不快感を味わった研究者は多くいることだろう。私は、自分が産んで数年間世話した〝研究の赤ちゃん〟を、誰かが育てそこなうのではないかと想像し、恐怖におびえた。

この時、口コミも広がりはじめていた。私の受信トレイには、GnRHアンタゴニストを試してほしいという切羽詰まった患者からのメールが溜まりつつあった。あらゆる治療法に見放された彼らは、今、新しい希望を見いだしたのだ。

「お願いですから、私を被験者にしてください」と訴える人もいた。また、「わらにもすがる思いです」と書いてきた人もいた。どうにかして妻を助けたいと願う男性もいれば、六歳の時から関節リウマチに悩まされつづけた五〇代の女性もいた。「小さい頃から私は、いつかは薬が開発され、人生が楽になる日が来ると信じていました。今でもそう願っています」と彼女は綴っていた。

これらの患者たちのためにも、GnRHアンタゴニストが実際に有効なのかどうかの研究をする必要がある。本当に大切なのは患者の人生なのだ。お金や特許は製薬業界にとって重要だろう。だが、それが患者の機会喪失につながってはならないはずだ。企業はお金を稼ぐ必要があり、だから競争を避けるために排他的な契約を望んでいるのだと私は気づいた。そういうシステムなのだ。だがそれによって、必死の思いで私にメールを送ってきた数百人の患者を救済することができるのだろうか？

二〇一七年初頭、アステラスとの契約に関するニュースがメディアで取り上げられた。再び、私の日常生活が一晩でがらりと変わった。

モノトーンの夢は去って

線が引かれ、呪いがかけられた
今は動きの鈍いものが、いつかは速くなる
現在は、いつかは過去になる
順序は急速に消滅しつつある
今はトップでも、やがては最下位になる
時代は変わるのだから
ボブ・ディラン『時代は変わる』一九六四年

友人からのメッセージで目が覚めた。

「フィナンスアヴィーセン〔経済新聞〕の第一面に載っているよ！」

私は急いで起き上がると、ウェブを検索した。そこには私の顔があった。記事は第一面全体を占めていた。見出しは「現代では最高額のライセンス販売」であり、さらに「アニータ・コースは関節リウマチの新薬を開発した」だった。このニュースは、ノルウェーのメディア中に野火のように広まった。「彼女の薬は患者に新たな人生を与えるだろう」とNRKのニュースサイトは書いていた。ヴェルデンス・ガング〔タブロイド紙〕は「アニータ・コース医師が新薬を開発した」という見出しを載せた。「ノルウェーの病院が締結した最大のライセンス契約です」と、インヴェエン2社の社長はすべてのメディアで述べていた。

私と話をしたいというジャーナリストたちからのプレッシャーは、想像以上に大きかった。電話はひっきりなしにかかってきて、とてもすべてに答えることはできなかった。ロビンが電話番をかって出てくれ、緊急の要件とそうでないものを選別した。

病院の受付から、スカヴランの誰かが私と話をしたがっていると告げられた。折り返し電話をかけてほしいという。スカヴラン？ 地元の新聞か小さな雑誌に違いない、と私は考えた。数日経ってから、やっと折り返し電話することを思い出した。その時初めて、それが地味な雑誌やマイナー新聞ではないことに気づいた。

「ええと……スカヴランって、あのテレビのスカヴランですか？」

電話の最後に聞いた。この騒動の中で、北欧最大のトークショー番組までが私を捕まえようとしているとは、思い至らなかった。電話の向こう側で短い沈黙があった。番組スタッフが目を丸くして同僚たちを見ながら、電話機を指さしてにんまりしている様子が伝わってくる。

「ええ、そのテレビのスカヴランです」

そうして、私はストックホルムに行き、トークショーのバックステージに座り、舞台に上がるのを待っていた。モニター上では、司会者とスウェーデンアカデミーの事務局長〔二〇一八年にスウェーデンアカデミーを辞任したサラ・ダニウス〕が、ノーベル賞受賞者について話をしている。数ヶ月前、彼女は二〇一六年文学賞がボブ・ディランに贈られることを発表していた。やがて、私に舞台に出るよう指示があり、緊張のなか司会者と対面して座っていると、自分の声が震えていることに気づいた。

「おめでとうございます」と司会者は笑顔で言った。

「関節リウマチの研究が、あなたにとってなぜそれほど重要だったのですか？」

私はゆっくりとうなずいた。

「私の母が関節リウマチを患っていたからです」と答える。

「悲しいことに、私が一三歳のときに亡くなってしまいました」

こうして、私の個人的体験は世間に広まることになった。

たった数分間のトークショー余波は、今でも続いている。番組放映直後に、大量のメールを受け取った。手書きの封書もオフィスに山のように積み上げられた。どうにかして助けてほしいと叫ぶ何百人もの患者たち。それらすべてに返事をすることができなかったので、私は良心の呵責を感じた。だが、そんな時間はなかった。今でも私は、ほぼ毎日、患者からの問い合わせを受けている。テレビに出演すると、突然、見知らぬ人たちから無限の信頼を寄せられるようになる。メディアには大きな力があり、人を持ち上げるだけでなく、叩き落すこともできる。幸いなことに、私はこれまで前者しか経験していないが。


もしそれが間違いだったら？

もし、さらなる研究で、ＧｎＲＨアンタゴニストが機能しないことが判明したら？　私はそうなるかもしれないという覚悟をしている。科学には独自の進化があり、研究は変化する。今日の真実が明日には誤りになるかもしれない。科学史は「有望な発見」と「落胆」に満ちている。私の研究だってそうだ。私の発見は重要であり、患者により良い生活を送らせることができると私は信じている。けれども、それが間違っているかもしれないということも頭の片隅で考えている。NRKのインタビューで「その新薬が有効だという保証はありません。結果がわかっていれば、そもそも研究する必要はありませんから」と述べたように。

アステラスがテストしている薬は、新しく開発されたものだ。これはGnRHアンタゴニストの一種だが、私たちが研究で使用していたものとは異なる。薬物間のわずかな違いは、他の結果を生みだす可能性がある。だから、もしアステラスの新薬が効かない場合でも、それですべてが終わるわけではない。それはもっと研究を重ね、さらに深く掘り下げる必要があることを意味する。

度重なるテストの結果、どうしてもこの薬が機能しないことが証明された場合、もちろん大きな失望になるだろう。だが、仕方ない。私のやったことがうまくいかなかったというだけのことなのだから。

希望は、重度の炎症に対して新しい治療法が確立するかもしれないことだ。現在のものよりも効果があり、副作用が少ない薬だと認められれば、炎症が主な問題である多くの病気に対して突破口が開けるだろう。完全に治すことはできなくても、患者が普通の生活を送ることができる程度には炎症を弱める可能性がある。

診察室では体を丸めて歩いていた患者が、数週間後には松葉杖が不要になり、さらには自転車で数十キロ走れるようになったのを私は見た。全身性エリテマトーデスなどの傷が消えた手を見た。血液検査で炎症がなくなったのを見た。マーリットが「まるで別世界にいるよう」と語り、ヤンが「天にも昇る心地」と言いうのを聞いた。

私が患者の上に見たもの、彼らが語ったこと。いちばん大事なことはそれだ。変化が生じれば、私たちはそれについて研究しなくてはならない。その結果、彼らに良い人生を送ってもらうことができるかもしれない。また一部の人には、人生そのものを与えることができるかもしれない。

私は時折、母の夢を見る。どの夢もモノクロで、私の記憶にあるように、母の容体は非常に悪い。けれどもある夜突然、カラーの夢を見た。そこでは、母は比較的元気だった。歩くことはできなかったが、明らかに回復途上にあった。母が回復していく夢を、私はそれまで見たことがなかった。

これは私が正しいことをしているという意味なのだろう。母は私を誇りに思っている。ある日、きっと私は、母がすっかり元気になった夢を見て目を覚ますだろう。

終章

長寿を追い求めて

私たちは生まれると、あとは死に向かって一直線に進んでいく。体はゆっくりと老化する。皮膚は変化し、たるんだりしわができたりする。骨はもろくなる。若い頃と違い、転倒しただけで手首や大腿頸部を骨折することもある。血管は変化し、伸縮性が弱くなりもろくなって、場所によっては脂肪がたまる。そうなると、脳梗塞と心臓発作を起こす。髪は灰色や白色になるか、抜けていく。こういうことは簡単に見てとれる。だが、免疫システムも歳とともに老化することが想像できるだろうか？

免疫システムの低下は連続的な下降曲線ではない。それどころか、この曲線は思春期前に急速に上昇する。免疫システムは徐々に強くなり、頂点に達する。その後、曲線は数年間、平坦になる。人体は、最初の二〇年間に築き上げた軍隊と一緒に生きることになる。だが、この軍隊のパワーはだんだんに低下する。女性の場合、閉経期に突然の変化があり、免疫システムは打撃を受ける。閉経期が終わると、老化は続くが、そのペースは遅くなる。

私たちの体の防御体制は、先天性免疫システムと後天性免疫システムの二つに分かれている。私たちが生まれた時、すでに先天性免疫システムの細胞は持っているが、母親の胎内にいる時は、有害な攻撃を避けるためにそれを休止させている。胎児がこの世に出ようと奮闘している間に、先天性免疫システムの開始ボタンがオンになるようだ。誕生後まもなく、人間の先天性免疫システム、つまり体の歩兵隊は、完全にスタンバイする。

後天性免疫システムは特殊部隊で、訓練期間が必要だ。つまり、人間は誕生後、数年間は病原菌に感染しやすくなっているため、栄養、衛生、予防接種プログラムが十分でない社会では、子どもの死亡率が高い。この特殊部隊は、体内に侵入したすべての危険な敵と戦うようにプログラムされているが、まずは戦闘経験が必要である。

特殊部隊が敵を見つけて襲い、戦闘が始まる時、彼ら自身が完璧な武器になる。以前に戦った敵のことを、特殊部隊は永遠に記憶しているのだ。細菌やウイルスが新しい攻撃を試みても、よく訓練された特殊部隊は、それらがドアから足を入れようとする前に攻撃して追い払う。たとえば私たちは、水ぼうそうには二回かからない。二回感染することがあっても、特殊部隊の反撃は容赦なく、問題が発生する前にウイルスを破壊する。

特殊部隊の記憶力は、医学でおそらくもっとも重要な発見、すなわちワクチンにつながった。私たちは子どもの時に、はしか、おたふく風邪、風疹のワクチン接種を受ける。つまり、弱体化して無害ではあるが、特別部隊が訓練するのに十分な影響力を持つウイルスを、体内に注射する。その後、もし同じウイルスが人体を攻撃してきても、免疫システムは学習済みであるため、効果的にそのウイルスを撃退できる。その結果、私たちは同じ病気にかからない。

人間の成長期は、免疫システム唯一の長期訓練期間だ。私たちの人生における感染や試練はそれぞれ違うので、誰もが独自の免疫システムを発達させることになる。一卵性双生児でさえ、それぞれの特殊部隊の強さは異なる。

私たちが築きあげた防御体制は長期にわたって素晴らしく機能するが、ある時点で軍隊は疲れてしまう。兵士たちは年を取り、一部の兵士は他の兵士よりも働きが悪くなってしまう。その結果、体内の炎症が増え、心血管疾患の可能性が高まる。感染に対する抵抗力は低下し、いったん病気にかかると、体力がかなり奪われる。毎年、多くの高齢者がインフルエンザで亡くなっているが、若い人であれば死に至ることはまずない。免疫細胞は生涯を通じて異常な細胞分裂を制御するために働いている。したがって免疫システムが弱体化することは、がんリスクの増加につながる。

免疫細胞もまた混乱していく。自己免疫疾患にかかる可能性は高まる。システム全体がしだいに自己免疫になっていく〔免疫システムが体内の臓器を抗原と考えて攻撃してしまうという意味〕。それはちょうど体内の軍隊が、もうたくさんだ、解散させてくれと言うようなものだ。

免疫システムの老化とは、人生のカウントダウンだ。私たちが死ぬ理由はそれだ。免疫システムの老化は、能力を超えて生きるために支払う代償だと考える人もいる。過去一〇〇年間で、平均寿命は劇的に伸びた。だが、身体はそれについていっていない。進化の観点から言うと、人間は生殖可能な年齢まで生きていれば十分なのだ。免疫システムの役割とは、遺伝子を次の世代に伝えるために、人間を若い大人として生かしておくことなのだ。

老化のもっとも顕著な例は、小さな臓器、胸腺に見ることができる。この臓器にはT細胞用の士官学校があり、特殊部隊にとって非常に重要である。胸腺は蝶のような形で、胸骨のすぐ後ろで肺に挟まれている。それは思春期にかけて成長し、親指くらいの大きさになる。その後、嫌なことが起こる。胸腺はゆっくりと、しかし確実に収縮するのだ。免疫システムが年齢と共に機能低下する主な理由はこれだ。だが、その理由についてはわかっていない。

有力説の一つは、エネルギーに関することだ。胸腺の士官学校を維持するのは要求の多い仕事だ。何十年もの間、特殊兵士を訓練し、それによって強固な防御体制を構築した後、おそらく身体は「もう十分だ」と思うのだろう。その分のエネルギーを、他の場所で使いたくなるのだ。老化した身体には、若い頃よりも多くのメンテナンスや廃棄物管理などが必要だ。興味深いことに、胸腺も妊娠中に一時的に縮小する。食べるのをやめた人にも同じことが起こる。身体は限られたエネルギー資源を、重要な機能のほうに向けるようできているのだろう。

ＧｎＲＨホルモンもここで役割を果たすようだ。研究者たちは、ラットを刺激してＧｎＲＨの産生を増加させると、その胸腺が大きくなることを確認した。ＧｎＲＨホルモンは免疫システムの老化に影響するのだろうか？

免疫システムは人間に生まれつき備わっていて、身体の他の部分同様、人間の成長とともに強くなるが、一定年齢後はだんだんに弱まっていく。もし、私たちが病気にかかり死ぬ理由が免疫システムの老化であれば、永遠の若さを保つ秘訣もここにあるのではないか？　医学研究者でもどんな人でも、私たち全員が希望していることは、健康で長生きすることだ。つまり、自然が設定した限界を乗り越えたいと願っているのだ。では、免疫システムの若さを保ち、身体の老化を遅らせることは可能だろうか？

加齢と共に起こる最も重要な変化の一つは、身体が弱い炎症状態になることだ。もしも安全な方法でこれを防ぐことができれば、私たちはもっと長く若さを保つことができる。現代の医薬品には、あまりにも多くの副作用があり、安全に使用できるとは言い難い。益よりも害をもたらしている。だが、もし新発見があれば、どうだろう？

子どもを産める能力は、免疫システムと密接に関連している。性ホルモンは生殖をコントロールするし、GnRHは人類を繁殖させつづける主要なホルモンだ。長寿の可能性は、新しい生命を作り出すホルモンにあるのだろうか？　もちろん、これは完全に憶測だが、研究する価値のあるアイデアだろう。

さあ、ラボに戻らなければ。

謝辞

私たち共著者は、カペレンダム出版社のみなさんに感謝を捧げます。とりわけ、徹底的なフィードバックと、優れたフォローアップを提供してくれた編集者のマーリ・ビョルケンに厚くお礼を申し上げます。また、私たちを信じ助成金を与えてくれた〈自由な言葉基金〉と〈ノルウェー・ノンフィクション作家および翻訳者協会〉にもお礼を申し上げます。そして、すべての患者の方々、とくに自分たちの体験談を提供してくれたマーリットとヤンに感謝の言葉を贈ります。

アニータ・コースは、ロビンと彼の家族、イングリッド、アストリッド、ヒルデ、ペーテルに感謝します。あなたたち全員が、私の仕事を支えてくれました。ロビンのおかげで、私はこの研究に着手する勇気が持てました。

この本の執筆の最後の年、ゲイル・アルンフィンの存在は大きな励みになりました。それから、人生は仕事だけではないということを常に思い出させてくれる親しい友人たちも。私のそばにいてくれて、本当にありがとう。

この本を出版することで、自分のストーリーを自分で語る機会が与えられました。この数年間の出来事を、覚えているかぎり正直に記しました。人生についての物語には一つの面しかないわけではなく、さまざまな人々の経験もまた編み込まれています。この本に登場する人々の中には、同じ出来事を違う視点から見た人もいるかもしれません。

すべての関係者、とりわけ同僚やベタニエン病院の経営幹部、そしてインヴェン2社のヨールンとアンデシュからサポートを受けたことを、心から感謝しています。みなさんの応援なしでは、私の新薬開発はありえなかったでしょう。また、私の被験者募集に応じ、試験に参加し、研究に貢献していただいたすべての患者に感謝します。

私の大切な娘たち——デア、マヤ、イングリー・マリエ——にもお礼を言わせてください。娘たちの無条件の愛はいつも私に力を与えてくれました。

ヨルゲン・イェルスターからは、本書の出版を可能にしたウトダンニング《Urdanning》誌の柔軟な勤務体制、特に理解ある編集長のクニュート・ホーヴランに感謝を捧げます。また、執筆プロセスの重要な段階で、時間をかけて徹底的なフィードバックをしてくれた親友のエーリック・アービルドに感謝します。あなたは、自分が思っている以上のことをしてくれたのですよ。そして、最大の感謝をリンディスとラヴンに。この世界が私にとって住みやすく、遊びにも学びにもこと欠かず、しかも笑いの絶えない場所になっているのは、あなたたちがいるからなのです。

出典

この本に登場する患者について：マーリット及びヤンに関する話では、本人達の希望で実際の名前を使用している。リンダ、ペーテル、エバ及びサンドラは仮名である。

序章

…体内の兵士たちが、致命的な失敗をしたことと関係する疾患は一〇〇個以上ある。

何を自己免疫疾患に分類するかに明確な線引きはなく、どのように定義するかが問題だ。研究者は八〇以上の自己免疫疾患があると推測しているが、近年新たに多くの疾患がリストに加わり、現在は一〇〇をはるかに超えていると言われている。米国自己免疫疾患協会（American Autoimmune Related Diseases Association）のリストには一四〇以上の疾患が掲載されている。https//www.aarda.org/diseaselist/

二〇一二年の概要記事では、研究者が八一の疾患を自己免疫疾患と見なしている。

Updated assessment of the prevalence spectrum and case definition of autoimmune disease. Hayter S.M. et al., Autoimmmunity Reviews, August 2012.

始まり

…妊娠の免疫学的パラドックス。

The immunology of successful pregnancy. Veenstra van Nieuwenhoven AL et al., Human Reproduction Update, 2003.

母に触れること

…景気は冷え込んでいたが、

八〇年代のリバプールの景気に関する情報は、同都市に関する英語のウィキペディア記事から引用。

先生と手がかり

「…その後、全身に広がっていく」

一〇〇人にひとりが関節リウマチを患っている。

Medscape（WebMD社が運営する医学情報や教育ツールを提供するウェブサイト）及びBMJ Best Practice（医療情報を提供するアプリ）によると、人口の約一％が関節リウマチを患うが、発生率は国及び民族グループによって異なる。

オランダ人画家ルーベンスが一六三五年に描いた油絵、『三美神』…

Historical perspectives on the Etiology of Rheumatoid Arthritis. Pouya Enzami B. S et al., *Hand Clinics*, February 2011.

チャラカ「…」は関節に痛み、こわばり、収縮のある患者について記述した。

Evidence of Rheumatoid Arthrisi in Ancient India. Sturrock R. D. et al., *Arthritis and rheumatism*, January 1977.

…著者はフランスの外科医、オーギュスタン・ジャコブ・ランドレ＝ボーヴェだと提唱している。

1　*Historical perspectives on the Etiology of Rheumatoid Arthritis.*

2　*Intolerant Bodies. A short history of autoimmunity.* Anderson W., Mackay I. R. Johns Hopkins University Press, 2014.

一〇人にひとりの患者が、生涯にわたる機能障害を負うほど、ひどく侵襲されてしまう…。

ノルウェー保健情報より

https://nhi.no/sykdommer/mus-kelskjelett/giktsykdommer/leddgikt-oversikt/?page=6213

…全世界でも、特に若い女性や中年女性の、主な死因のひとつだ。

1 *Autoimmune diseases: a leading cause of death among young and middle-aged women in the United States.* Walsh S. J. et al. American Journal of Public Health, September 2000.

2 *Burden of mortality associated with autoimmune diseases among females in the United Kingdom.* Thomas S. L. et al., American Journal of Public Health, November 2010.

ホルモンの歴史

…関節リウマチにかかった八三人の女性の調査を行った。

Hypothalamic-pituitary-gonadal axis variations associated with the onset of rheumatoid arthritis. Kåss A. S. m.fl. eular abstract, Barcelona, 2007.

…私は見つかる限りの論文に、飛びついた。こういった論文が、私の疑惑を裏付けてくれた。

出典は本書の著者自身の博士論文。

Gonadotropin-releasing hormone antagonism: a potential pathway for anti-inflammatory treatment in rheumatoid arthritis. Kåss A. Faculty of Medicine, University of Oslo, 2014.

以下はいくつかの例。

1 *Maternal-fetal disparity in HLA classII alloantigens and the pregnancy-induced amelioration of rheumatoid arthritis.* Nelson J.L. et al., New England Journal of Medicine, August 1993.

2 *Effect of pregnancy and hormonal changes on the activity of rheumatoid arthritis.* Østensen M. et al., Scandinavian Journal of Rheumatogy, 1983.

3 *The role of pregnancy in the course and aetiology of rheumatoid arthritis.* Da Silva J.A, Clinical Rheumatology, 1992.

4 *Onset of symptoms of rheumatoid arthritis in relation to age, sex and menopausal transition.* Journal of Rheumatology, 1990.

そういう風に生まれ、そういう風に育つ

疾患を引き起こす遺伝子コード

…太陽系の円周の、二倍ほどの長さになるという。

この計算に関しては複数の出典があり、その中の一つはBBC Science Focus Magazine。

http://www.sciencefocus.com/qa/how-long-your-dna

二〇〇〇年には、一〇年の歳月と何十億クローネもの資金を投入した、研究の成果が発表された…。

二〇〇〇年六月にはホワイトハウスによるプレスリリースがあった。まずヒトゲノムのドラフトが発表された。二〇〇三年には、研究者が完全版を発表した。

https://www.genome.gov/10001356/june-2000-white-house-event/

…二万個程度の機能遺伝子。

機能遺伝子というのは、タンパク質をコードしている遺伝子を意味する。実際にどれぐらいの数が存在しているかについては未だに議論の的だ。出典の中には以下の記事がある。

1　*Human genome is much more than just genes.* Science Magazine, 5 September 2012.

2　*The dark side of the human genome.* Nature, 17 August 2016.

3　*Eukaryotic genome complexity.* Nature Education, 2008.

人類もほんの数ミリの線虫と変わりない…。

1　*A journey into the genome: what's there?* Nature, February 2001.

2　線虫C. エレガンスに関するウィキペディアの記事。

3　ノルウェー大辞典、遺伝子に関する記事。

…双子の片方が、もう一方と同じ疾患にかかる可能性は、平均的に約三〇パーセントだ。

二〇〇五年のアメリカ国立衛生研究所の報告書から引用。*Progress in Autoimmune Disease Research.*

関節リウマチの場合、遺伝子がリスクの約五〇パーセントを占める。

Characterizing the quantitative genetic contribution to rheumatoid arthritis using data from twins. MacGregor A. J. et al., Arthritis and Rheumatism, January 2000.

…この疾患にかかる可能性は、他の人の約三倍だ。
Familial risks and heritability of rheumatoid arthritis: role of rheumatoid factor/anti-citrullinated protein antibody status, number and type of affected relatives, sex, and age. Frisell T. m.fl. Arthritis & Rheumatology, November 2013.

決め手となるのは育った環境

…住んでいる地域が、病気にかかる可能性を左右する重要な要因であることが分かった。（全章で使われている発症率の数字は以下から引用）
The global burden of rheumatoid arthritis: estimates from the Global Burden of Disease 2010 study. Cross M. et al., Annals of the rheumatic diseases, February 2014.

…成人してからこの国に来た親たちと比べて、多発性硬化症になる可能性が三倍高いことが判明した。
Prevalence of multiple sclerosis among immigrants in Norway. Berg-Hansen P. et al., Multiple Sclerosis, May 2015.

他の一連の自己免疫疾患にも、同じことが言える。
1 *Environmental risk factors for type 1 diabetes.* Rewers M. et al., Lancet, June 2016.
2 *Environmental risk factors for inflammatory bowel diseases: evidence based literature review.* Abegunde A.T. et al., World Journal of Gastroenterology, July 2016.

私が関節リウマチになる可能性は、両親よりも高い。（本研究はスウェーデンの研究であり、一部の移民の子どもについては成人してからスウェーデンに来た親と比較して、子どもの方が関節リウマチになるリスクが高いことを示す）

Risks of rheumatic diseases in first- and second-generation immigrants in Sweden: a nationwide follow up study. Arthritis & Rheumatology, June 2009.

…遺伝子がこの疾患への潜在的リスクを抱えている場合、たばこを吸っていたら、関節リウマチになる可能性は相当高い。

1　*Impact of smoking as a risk factor for developing rheumatoid arthritis: a meta-analysis of observational studies*. Sugiyama D. m.fl. Annals of the Rheumatic Diseases, 2010.

2　*Gene-environment interaction between the DRB1 shared epitope and smoking in the risk of anti-citrullinated protein antibody-positive rheumatoid arthritis: all alleles are important*. Lundström E. m.fl. Arthritis and Rheumatism, 2009.

車椅子から勢いよく立ち上がって

フィリップ・ヘンチに関する話は次の出典を参考にしている。

1　一九五〇年の本人のノーベル賞授賞講義。
The Reversibility of Certain Rheumatic and Non-Rheumatic Conditions by the Use of Cortisone or of the Pituitary Adrenocorticotropic Hormone.

2　二〇〇二年のRheumatoglogy第五号、M. LloydによるPhilip Henchiに関する死亡記事

3　*Cortison, 1949*：*A year in the political life of a drug*. Marks H.M. Bulletin of the History of Medicine, 1992.

4　*The discovery of cortisone: a personal memory*. Glyn J.H. British Medical Journal, September 1998.

5　*The discovery and early use of cortisone*. Glyn J. H. Journal of The Royal Society of Medicine, December 1997.

6　*Diamonds are forever: the cortisone legacy*. Hillier S. G. Journal of Endocrinology, 2007.

7　*The Rise and Fall of Modern Medicine*. James Le Fanu. Abacus, 2011.

「自然の持つ驚異を繰り返し使うことができれば、どれだけ達成感が得られるだろうか」…ヘンチは書き記している…。
上記出典リストの第二号及び第七号から引用。

第二次世界大戦時…噂が流れた。
ドイツのパイロットやアルゼンチンの牛に関する情報は上記出典リストの第二号、第五号、第六号及び第七号から引用。

その中でもヘンチが手に入れたのは、わずか五グラムだった。
上記出典リストの第二号から引用。

選ばれた被験者は…ガードナー夫人だ。
上記出典リストの第二号及び第七号から引用。

一九四九年四月に、ヘンチは初めて試験結果を発表した。
出典リストの第二号及び第三号から引用。

病歴を聞く医師

ヘンチが突き止めたのは…ホルモンシステムだった（視床下部－下垂体－副腎系及び免疫システム）
The HPA-immune axis and the immunomodulatory actions of glucocorticoids in the brain. Bellavance M. A. m.fl. Frontiers in Immunology, March 2014.

出産間近には、妊婦の体内では通常の二倍から三倍の量のコルチゾールが、分泌されている。
A longitudinal study of plasma and urinary cortisol in pregnancy and postpartum. Jung C. et al., The Journal of Clinical Endocrinology & Metabolism, May 2011.

コンペティション

…何よりも私が興味を抱いたのは、エストロゲンだった。

出典は本書の著者自身の博士論文。*Gonadotropin-releasing hormone antagonism: a potential pathway for anti-inflammatory treatment in rheumatoid arthritis.* Kåss A. Faculty of Medicine, University of Oslo, 2014.

いくつかの事例。

1 *Estrogens and arthritis.* Cutolo M. m.fl. Rheumatic diseases clinics of North America, February 2005.

2 *Endocrine end-points in rheumatoid arthritis.* Castagneta L. m.fl. Annals of the New York Academy of Sciences, June 1999.

3 *Role of oestrogen in the development of joint symptoms?* Tan A.L. m.fl. Lancet Oncology, September 2008.

…ターナー症候群

1 ノルウェーの保健情報。https://nhi.no/syk-dommer/barn/arvelige-og-medfodte-tilstander/turners-syndrom/

2 *Autoimmune diseases in women with Turner's syndrome.* Jørgensen K. T. m.fl. Arthritis and rheumatism, March 2010.

ひとりぼっちの研究者

研究者の家

アメリカ合衆国では二〇〇〇万人もの人々が、この病気を抱えながら暮らしている。それに引き換え、がんの診断を受けながら生きている人々は、合計一五〇〇万人程度だ。

1 アメリカ国立衛生研究所（ＮＩＨ）による報告書、二〇〇五年。Progress in Autoimmune Disease Research.

2 がん診断を受けて生活している患者の数 https://www.cancer.gov/about-cancer/understanding/statistics

ところが、アメリカ公衆衛生局ががん研究に配分する予算は、自己免疫疾患の一〇倍だ。

米国自己免疫疾患協会の統計。次の数字は二〇〇三年から。自己免疫疾患に対する予算年五億九一〇〇万USドルと比較し、癌に対する金額は六〇憶一〇〇〇万USドル。
https://www.aarda.org/news-information/statistics/

戦時下にある身体

本章の主要な出典は以下。

1 *How the immune system works.* Lauren M. Sompayrac. Wiley-Blackwell, 2015.（ローレン・ソンパイラック著、桑田啓貴・橋暢夫訳『免疫系のしくみ――免疫学入門』東京化学同人、二〇一五年）

2 *Immunity.* William E. Paul. Johns Hopkins University Press, 2015.

3 ブリタニカ国際大百科事典に掲載されている免疫システム及び関連する細胞の種類についての記事。

4 加えて免疫システムに関する複数の研究及び記事からの、参考資料が含まれている。

毎秒二〇〇万個以上の赤血球が骨髄で製造され…。

上記出典リストの第一号。

皮膚は、広げてみれば一、二平方メートルにしかならないが、体内にある粘膜の表面は約四〇〇平方メートルの大きさになる。

上記出典リストの第一号。

歩兵隊

身体は日々、一〇〇〇億個ものこういった歩兵を生み出している。

ブリタニカ国際大百科事典、好中球。

また独自のくもの巣を作り出し…。

Neutrophil extracellular traps in immunity and disease. Papayannopoulos V. Nature Reviews Immunology, February 2018.

おそらく同じような仕組みは、初期の多細胞生物にもすでに備わっていたのだろう。

On the origin of the immune system. John Travis. Science, May 2009.

それはまるで「小麦とチェス盤」の寓話のようだ。

この伝説は指対数増幅の例としていくつかの異なるバージョンがある。多くの出典にエベレストとの比較が載っている。エリック・ブリンヨルフソンとアンドリュー・マカフィーのThe Second Machine Age はその一つ。

https://psmag.com/economics/the-economic-geography-of-the-second-machine-age

特殊部隊

…身体の中には、常に約三〇〇〇億のT細胞と約三〇〇億のB細胞がいる。

How the immune system works. Lauren M. Sompayrac. Wiley-Blackwell, 2015.

…何千個ものクローンが作成される。

Immunity. William E. Paul. Johns Hopkins University Press, 2015.

ＩＰＥＸ症候群というまれな疾患…。

Immunodysregulation Polyendocrinopathy Enteropathy X-Linked Syndrome (IPEX). Medscape, 2016.

訓練キャンプ

Ｂの文字は最初は鳥類にある「ファブリキウス嚢（bursa of Fabricius)」から名付けられた。ここでＢ細胞が発見され「ファブリキウス嚢細胞」と呼ばれていた。Ｂ細胞が人間の骨髄内部で発見された時に、「骨髄由来の細胞（bone marrow-derived cells)」と命名された。

The early history of B cells. Cooper MD. Nature Reviews Immunology, 2015.

メッセンジャー・ボーイ

TNF…サイトカインの中でもリーダーの立場であり、炎症反応の主要部分の舵を取っている。

1 *TNF-mediated inflammatory disease.* Bradley J. R. The Journal of Pathology, December 2007.

2 *Pathogenetic insights from the treatment of rheumatoid arthritis.* McInnes I. B. et al. Lancet, June 2017.

自己免疫の攻撃

アメリカ合衆国やイギリスの研究によれば、自己免疫疾患は六五歳未満の女性の死亡原因トップテンに入っている。

1 *Autoimmune diseases: a leading cause of death among young and middle-aged women in the United States.* Walsh S. J. et al. American Journal of Public Health, September 2000.

2 *Burden of mortality associated with autoimmune diseases among females in the United Kingdom.* Thomas S. L. et al. American Journal of Public Health, November 2010.

自己免疫の歴史に関する出典

1 *A history of immunology.* Arthur M. Silverstein. Academic Press, 1989.

2 *Intolerant Bodies. A short history of autoimmunity.* Anderson W., Mackay I. R. Johns Hopkins University Press, 2014.

3 *The rise and fall of horror autotoxicus and forbidden clones.* Charles Jennette J. et al., Kidney International, September 2010.

自己免疫疾患の急増

一〇〇年以上前の医学書は…で溢れていた。

Intolerant Bodies. A short history of autoimmunity. Anderson W., Mackay I. R. Johns Hopkins University Press, 2014.

二〇〇九年の医学雑誌『ランセット』によると…。

Incidence trends for childhood type 1 diabetes in Europe during 1989–2003 and predicted new cases 2005–20: a multicentre prospective registration study. Patterson C. C. m.fl. Lancet, June 2009.

二〇〇五年には…倍の数のフィンランド人が罹患している。

Time trends in the incidence of type 1 diabetes in Finnish children: a cohort study. Harjutsalo V. et al. Lancet, May 2008.

…関節リウマチにかかる人の数は減っているように見える。

The changing face of rheumatoid arthritis: Why the decline in incidence. Alan J. Silman. Arthritis & Rheumatism, March 2002.

・関節リウマチの症例数が実際に減少しているかどうかは議論の的である。以前と症例数が変わっていないことを示す研究もあるからだ。*The global burden of rheumatoid arthritis: estimates from the Global Burden of Disease 2010 study*. Cross M. et al. Annals of the rheumatic diseases February 2014. など。

…自己免疫疾患全体の罹患数は相変わらず増加傾向にある。

北米国立衛生研究所（ＮＩＨ）による報告書、二〇〇五年。*Progress in Autoimmune Disease Research*.

邪悪な双子

ノルウェー保健情報及びウィキペディアによるリウマチ熱について。

https://nhi.no/sykdommer/hjertekar/ulike-sykdommer/giktfeber/

https://en.wikipedia.org/wiki/Rheumatic_fever

世界各地では一年間に三〇万人が…亡くなっている。

Global, regional and national burden of rheumatic heart disease, 1990–2015. Watkins D. A. m.fl. The New England Journal of Medicine, August 2017.

未知の胎児細胞

七〇年代の終わり頃…を発見した。

Fetal cells in the blood of pregnant women. Detection and enrichment by fluorescence-activated cell sorting. Herzenberg L. A. et al., Proceedings of the National Academy of Sciences, March 1979.

「胎児の微小キメラ現象」について

1 *Pregnancy and the risk of autoimmune disease*. Khashan A. S. m.fl. PLoS One, 2011.

2 *Beyond Birth: A child's cells may help or harm the mother long after delivery*. Scientific American, 30 April 2010.

3 *A pregnancy souvenir: Cells that are not your own*. The New York Times, 10 September 2015.

4 *Gender differences in autoimmune disease*. Ngo ST et al., Frontiers in Neuroendocrinology, May 2014.

家畜と善玉菌

本章は以下の出典に基づいている。

1 *Microbiome: Puppy power*. Nature, 29 March 2017.

2 *Cleaning up the hygiene hypothesis*. Proceedings of the National Academy of Sciences, 14 February 2017.

3 *Questions persist. Environmental factors in autoimmune disease*. Environmental Health Perspectives, June 2011.

4 *Allergies: an inflammatory subject*. British Society for Immunologyによる記念記事（Festschrift）October 2016.

5 *Unraveling the hygiene hypothesis of helminthes and autoimmunity: origins, pathophysiology, and clinical applications*. Versini M. m.fl. BMC Medicine, 2015.

6 *Human microbiome*. Encyclopedia Britannica.

7 *Role of the microbiota in immunity and inflammation*. Belkaid Y. et al., Cell, March 2014.

8 *Microbiota: hidden communities of friends and foes*. イギリス免疫学会の記念記事論文集、二〇一六年一〇月

9　*Does the microbiota play a role in the pathogenesis in autoimmune diseases?* McLean M. H. et al., Gut, November 2014.

一九八九年に衛生仮説が立てられた頃…。

Hay fever, hygiene and household size. Strachan D. P. British Medical Journal, November 1989.

人の体内には何兆もの細胞があり、そして細菌の数は少なくともそれ以上だろうと…。体内の細胞及び微生物の数の計算は多数あるが、どれも不確実である。二〇一六年の研究では、一七〇センチで七〇キロの男性の体内に約三〇兆の細胞と三九兆（1biljon は 1000 miljarder）の菌がある、と研究者は推定していた。しかしながら、個々によって変動が大きいと強調している。

・*Scientists bust myth that our bodies have more bacteria than human cells.* Science, January 2016.

…「古い友人」仮説。

Mycobacteria and other environmental organisms as immunomodulators for immunoregulatory disorders. Rook G. A. et al., Springer seminars in immunopathology, February 2004.

…先進諸国に住む人々は、発展途上国の人々に比べて細菌フローラの多様性が乏しい。

1　*Distinct distal gut microbiome diversity and composition in healthy children from Bangladesh and the United States.* Lin A. et al. PLoS One, January 2013.

2　*Human gut microbiome viewed across age and geography.* Yatsunenko T. et al., Nature, May 2012.

人とマウスの両方に行われた試験の結果は、細菌フローラの多様性が…。

1　*The gut microbiota in immune-mediated inflammatory diseases.* Forbes J. D. Frontiers in Microbiology, July 2016.

2　*Multiple sclerosis: what's it got to do with your gut?* Burton A. The Lancet Neurology, December 2017.

近年の研究では…。

1　*Fecal microbiota transplantation induces remission in patients with active ulcerative colitis in a randomized controlled trial.* Moayyedi P. m.fl. Gastroenterology, July 2015.

2 *Multidonor intensive faecal microbiota transplantation for active ulcerative colitis: a randomised placebo-controlled trial.* Paramsothy S. m.fl. Lancet, March 2017.

1型糖尿病にかかった雌のマウスにこの治療法をテストしたところ…。

Sex differences in the gut microbiome drive hormone-dependent regulation of autoimmunity. Markle J. G. M. et al., Science, March 2013.

関節で起きたテロ

本章の大部分は、本書の著者自身の博士論文が出典。

Gonadotropin-releasing hormone antagonism: a potential pathway for anti-inflammatory treatment in rheumatoid arthritis. Kåss A. Faculty of Medicine, University of Oslo, 2014.

その他、関節リウマチの疾患の機構に関する主要な出典は以下。

The pathogenesis of rheumatoid arthritis. McInnes I. B. et al., The New England Journal of Medicine, December 2011.

伝染性単核球症の原因となるウイルスはエプスタイン・バール・ウイルス（ＥＢＶ）という…。

Epstein-Barr virus in systemic autoimmune diseases. Draborg A. H. et al., Clinical and Developmental Immunology, 2013.

とはいえ関節リウマチとどうやら関連していそうな細菌がひとつある。

1 *Mouth and other bacteria may trigger RA.* Arthritis Foundation.

2 *Periodontal disease and rheumatoid arthritis: the evidence accumulates for complex pathobiologic interactions.* Bingham C. O. et al. Current Opinion in Rheumatology, May 2013.

3 *Aggregatibacter actinomycetemcomitans–induced hypercitrullination links periodontal infection to autoimmunity in rheumatoid arthriti.* Konig M. F. et al., Science Translational Medicine, 2016.

後ふたつのホルモン

最も有名な例は、アレクサンダー・フレミングだ。

ウィキペディアより。https://en.wikipedia.org/wiki/Alexander_Fleming

また別の例は、アメリカ合衆国の農夫だ。一九三三年…。

Karl Paul Link. A biographical memoir by Robert H. Burris. National Academy of Sciences, 1994.

判定

この研究に関する学術的な出版物はここに掲載されている。

The association of luteinizing hormone and follicle-stimulating hormone with cytokines and markers of disease activity in rheumatoid arthritis: a case-control study. Kåss A. S. et al., Scandinavian Journal of Rheumatology, March 2010.

降水量を減らそうと傘を捨てる

エストロゲンのサプリメントおよび心臓病に関する事例の出典は以下。

1 *The hormone replacement-coronary heart disease conundrum: is this the death of observational epidemiology?* Lawlor D. A. et. al. International Journal of Epidemiology, June 2004.

2 *Hormone replacement therapy and your heart*. Mayo Clinic, 2015.

3 *Menopausal hormone therapy and heart disease*. National Heart, Lung and Blood Institute, 2012.

4 *Lessons learned from the Women's Health Initiative trials of menopausal hormone therapy*. Rossouw J. E. et al., Obstetrics and gynecology, January 2013.

5 *Epidemiology*. B. Burt Gerstman. Wiley-Blackwell, 2013.

6 *Postmenopausal hormone replacement therapy and the primary prevention of cardiovascular disease*. Humphrey L. L. et al.,

Annals of Internal Medicine, August 2002.

心臓病に対するホルモン補充療法の影響は未だに議論されており、女性がそのような薬物療法を始めた時期が、心臓病のリスクについては決定的であると示す研究がある。若い女性の場合は、閉経の初期でのホルモン補充にはプラス効果があるように見受けられる。

・*Where are we 10 years after the Women's Health Initiative?* Lobo R. A. The Journal of Clinical Endocrinology and Metabolism, May 2013.

女性特有の疾患

本章では、多くの出典が本書の著者の博士論文である。その一部は以下に具体的に掲載されているが、多くの研究は博士論文の出典リストに掲載されている。

Gonadotropin-releasing hormone antagonism: a potential pathway for anti-inflammatory treatment in rheumatoid arthritis. Kåss A. Faculty of Medicine, University of Oslo, 2014.

・本章の他の主要な出典は、以下の論文。

患者が一〇〇人いれば、そのうち八〇人は女性だ。

Effects of menopause on autoimmune diseases. Farage M. A. m.fl. Expert Reviews of Obstetrics & Gynecology, 2012.

あるスウェーデンの研究によると…関節リウマチに罹患するリスクが高くなるという。

Sex differences in autoimmune disease from a pathological perspective. Fairweather L. D. m.fl. American Journal of Pathology, September 2008.

狼瘡の患者は…症状が重くなる。

Early menopause is an independent predictor of rheumatoid arthritis. Pikwer M. m.fl. Annals of Rheumatic Diseases, March 2012.

Effects of menopause on autoimmune diseases. Farage M. A. et al., Expert Reviews of Obstetrics & Gynecology, 2012.

…エストロゲンの投与が苦痛を和らげると考えていた。

Effect of oestrogen treatment on clinical and laboratory manifestations of rheumatoid arthritis. Bijlsma J. W. m.fl. Annals of the Rheumatic Diseases, 1987.

…エストロゲンの増加による回復は、ほんのわずかか、またはまったくないことが判明している。

Effect of oestrogen treatment on clinical and laboratory manifestations of rheumatoid arthritis. Bijlsma J. W. m.fl. Annals of the Rheumatic Diseases, 1987.

ピルが関節リウマチの予防に効果があるのではと期待されていたが…。

1　*Reduction in incidence of rheumatoid arthritis associated with oral contraceptives*. Wingrave S. J. m.fl. Lancet, 1978.

2　*Diminished incidence of severe rheumatoid arthritis associated with oral contraceptive use*. Arthritis and rheumatism, 1990.

ホルモン工場

視床下部、脳下垂体、そしてHPG axis（視床下部－下垂体－性腺軸）について

1　本書の著者自身の博士論文からの出典：*Gonadotropin-releasing hormone antagonism: a potential pathway for anti-inflammatory treatment in rheumatoid arthritis*. Kåss A. Faculty of Medicine, University of Oslo, 2014.

2　Hypothalamus, ノルウェー大辞典。

3　Hypothalamus, ブリタニカ国際大百科事典：Prader-Willis syndrom: ノルウェー保健情報による。https://nhi.no/sykdommer/barn/arvelige-og-medfodte-tilstander/prader-willisyndrom/

大ヒット製品

フォーブス誌は毎年、世界の有力企業のリストを掲載している…。

Global 2000, The world's biggest public companies.
ファイザー、ノバルティス、ロシュ、サノフィおよびメルクは二〇一七年度の世界一〇〇位以内の企業のフォーブス紙リストに入っている。最も大きい企業はジョンソン・エンド・ジョンソンだが、純粋な医薬品会社ではない。

黄金、マスタードガス、そして世界一高価な医薬

健康な指

…ひとりの六二歳のイギリス人女性がきっかけで、ある実験が行われることになった。

Do gold rings protect against articular erosion in rheumatoid arthritis? Mulherin D. M. et al. Annals of the Rheumatic Diseases, August 1997.

金およびスルファサラジンの使用について

1 *Rheumatoid arthritis treatments: A historical perspective.* Aggarwal D. m.fl. jsm Arthritis, July 2016.

2 *Medical uses of gold compounds: Past, present and future.* Gold Bulletin, 1996.

医薬になった致死性ガス

メトトレキサートの発見に関する出典

1 *Methotrexate in rheumatoid arthritis: A quarter century of development.* Weinblatt M. E. Transactions of the American Clinical and Climatological Association, 2013.

2 *The birth of cancer therapy: accident and research.* Godoy N. Pan American Health Organization/who.

3 *Mustard agents.* Organisation for the prohibition of chemical weapons.

4 *Keiseren over alle sykdommer.* Siddhartha Mukherjee. Forlaget Press, 2013. [Siddhartha Mukherjee; Roland Poirier

Martinsson. Bonnier, 2014.
5 *Intolerant Bodies. A short history of autoimmunity.* Anderson W., Mackay I. R. Johns Hopkins University Press 2014.

革命

抗ＴＮＦの発見に関する出典

1 *Bench to bedside research and development of anti-TNF therapy.* 二〇一一年一月三一日 Ravindeer Maini による講演。
https://www.youtube.com/watch?v=ZAEiP_9Ltkc231
2 *Treatment of rheumatoid arthritis with chimeric monoclonal antibodies to tumour necrosis factor alpha.* Elliot M. J. et al., Arthritis and rheumatism, December 1993.
3 *Randomised double-blind comparison of chimeric monoclonal antibody to tumour necrosis factor alpha (cA2) versus placebo in rheumatoid arthritis.* Elliot M. J. et al., Lancet, October 1994.
4 *Love and science: A memoir.* Jan Vilcek. Seven Stories Press, 2016.

世界で最も売れた医薬品のリスト二〇一六年…。

The top 15 best-selling drugs of 2016. Genetic Engineering & Biotechnology News, March 2017.

ナイキの総売上高と肩を並べるレベルだ。

The world's biggest public companies. Forbes Global 2000, 2017.

流れに逆らって

バリー・マーシャルに関する逸話はノーベル賞のウェブサイトにある、彼の伝記に基づいている。
https://www.nobelprize.org/nobel_prizes/medicine/laureates/2005/marshall-bio.html

ノーベル賞受賞者が電話に出る

脳内のホルモン

ＧｎＲＨの発見に関する物語は主に以下の情報に基づいている。

1 *The Nobel Duel.* Nicholas Wade. Anchor Press/Doubleday, 1981.（ニコラス・ウェイド著、丸山工作・林泉訳『ノーベル賞の決闘』岩波書店、一九八四年）

2 nobelprize.orgにおいて研究者のバイオグラフィー及びノーベル賞受賞記念講演

3 *Hypothalamic control of anterior pituitary function: a history.* Charlton H. Journal of Neuroendocrinology, 2008.

潜伏している危険性?

ＧｎＲＨについて

1 出典は本書の著者自身の博士論文。
Gonadotropin-releasing hormone antagonism: a potential pathway for anti-inflammatory treatment in rheumatoid arthritis. Kåss A. Faculty of Medicine, University of Olso, 2014.

2 Gonadotropin-releasing hormone. ブリタニカ国際大百科事典。

3 *Molecular biology of gonadotropin-releasing hormone (GnRH)-I, GnRH-II, and their receptors in humans.* Cheng C. K. et. al. Endocrine Reviews, April 2005.

ヤツメウナギについて

1 *Meet a lamprey. Your ancestors.* BBC, November 2015.

2 *A lamprey from the Devonian period of South Africa.* Gess R. W. m.fl. Nature, October 2006.

3 *The interrelationship of estrogen receptor and GnRH in a basal vertebrate, the sea lamprey.* Sower S. A. et al., Frontiers in

Endocrinology, October 2011.

4 *The origins of the vertebrate hypothalamic-pituitary-gonadal (HPG) and hypothalamic-pituitary-thyroid (HPT) endocrine systems: new insights from lampreys*. Sower S. A. m.fl. General and comparative endocrinology, March 2009.

一九八〇年には既に、リチャード・M・シャープが雑誌ネイチャーの記事でこの現象を取り上げている。

Extra-pituitary actions of LHRH and its agonists. Sharpe R. M. Nature, July 1980.

研究によれば多発性硬化症の患者がこのような治療を受けると…。

1 *Increase in multiple sclerosis activity after assisted reproduction technology*. Correale J. et al., Annals of Neurology, 2012.

2 *Increased MS relapse rate during assisted reproduction technique*. Hellwig K. et al., Journal of Neurology, 2008.

3 *Increase in multiple sclerosis relapse rate following in vitro fertilization*. Lapalud D. A. m.fl. Neurology, 2006.

全身性エリテマトーデスに罹患したマウスの研究…。

Modulation of the expression of murine lupus by gonadotropin-releasing hormone analogs. Jacobson J. D. et al., Endocrinology, June 1994.

マウスの1型糖尿病予防にも効果があったように見えた。

Modulation of Diabetes with Gonadotropin-Releasing Hormone Antagonists in the Nonobese Mouse Model of Autoimmune Diabetes. Mansoor A et al., Endocrinology, January 2004.

前立腺がんの患者の場合、ＧｎＲＨアンタゴニストを投与された患者の方が…心血管疾患にかかるリスクが低かった。

Lower risk of cardiovascular events and death in men receiving ADT by gonadotropin releasing hormone antagonist, degarelix, compared with luteinising hormone-releasing agonists. Tombal B. et al., The European Association of Urology 28th Annual Congress, Milano Italia 2013にて、この記事が発表された。

実験

「痛風にかかるのは老人だけ」

あるアメリカの研究によると…。

この研究は、米国自己免疫疾患協会によって行われた。

研究対象者の四五パーセントは、診断される前〝慢性的な苦情者〟と見られていたと感じていた。

https://www.aarda.org/who-we-help/patients/women-and-autoimmunity/

強直性脊椎炎とHLA-B27に関する出典は以下。

helsenorge.no: https://helsenorge.no/sykdom/muskel-og-skjelett/bekhterevs-sykdom

他の疾患でも検査

全身性エリテマトーデスおよびマラリア治療薬について。

1 *The role of antimalarial agents in the treatment of SLE and lupus nephritis.* Lee S. J. et al., Nature Reviews Nephrology, December 2011.

2 *Plaquenil: From Malaria Treatment to Managing Lupus.* The Rheumatologist, 15 May 2015.

3 *The history of lupus.* Lupus Foundation of America.

…関節リウマチ患者一〇人のうち約四人しか症状が改善しない…。

Golimumab in patients with active rheumatoid arthritis after treatment with tumour necrosis factor alpha inhibitors (GO-AFTER study): a multicentre, rando-mised, double-blind, placebo-controlled, phase III trial. Smolen J. S. et al., Lancet, July 2009.

数十億ドルの企業が来る

薬を世に出す

フェリング・ファーマシューティカルズ社について。

1 *Our history* フェリング社のウェブサイト。https://www.ferring.com/en/about-ferring/our-history/

終章

長寿を追い求めて

終章の出典は以下。

1 *Evolution of the immune system in humans from infancy to old age.* Simon A. K. et. al. Proceedings: Biological Sciences, 2015.

2 *Immunosenescence: emerging challenges for an ageing population.* Aw D. et al., Immunology, April 2007.

研究者たちは、ラットを刺激してＧｎＲＨの産生を増加させると、その胸腺が大きくなることを確認した。

1 *Effect of GnRH agonists on the thymus in female rats.* Ataya K. M. et al., Acta Endocrinologia, December 1989.

2 *Modulation of Diabetes with Gonadotropin-Releasing Hormone Antagonists in the Nonobese Mouse Model of Autoimmune Diabetes.* Mansoor A. et. al. Endocrinology, January 2004.

自己免疫疾患の概要

　こちらは、自己免疫が中心的な役割を果たしていると考えられる疾患を大部分、集めてみるといった試みだ。自己免疫疾患とは、定義の問題であり、自己免疫のみが主な原因だと証明されている疾患はわずかだ。多くの疾患は、免疫疾患、炎症性疾患あるいはその他の総称の下に入っている。

　リストは以下のように作成された。
自己免疫疾患の概要をまとめるという試みは、これまでほんのわずかしかなかった。私たちは以下に基づいてリストを作成した。

- *Updated assessment of the prevalence, spectrum and case definition of autoimmune disease.* Hayter S. M. m.fl. Autoimmunity Reviews, 2012. このレビュー記事には八一の疾患が掲載されている。
- 米国自己免疫疾患協会 The American Autoimmune Related Diseases Association は研究に関する情報提供及び促進活動をしている非営利団体である。当団体のリストには、一五二の診断が掲載されている。
- 自己免疫レジストリ Autoimmune Registry は患者に向けてデータベースで統計及び情報を収集する非営利団体である。当団体のリストには一五五の診断が掲載されている。
- ウィキペディアには「自己免疫疾患のリスト」（List of autoimmune diseases）がある。二〇一八年六月には、一四五の診断が掲載されている。私達はすべての診断を信頼できる情報源と照らし合わせて確認した。その後、これらの疾患をリストに掲載すべきかどうかの主観的判断を下した。

リスト中の一部の見出しは複数の診断を含む、疾患グループである。

以下の出典を使用。
ノルウェー電子医療マニュアル・ノルウェー保健情報（nhi.no）
●BMJ Best Practice
●Medscape
●Uptodate.com
●Genetic and rare diseases information center (NIH/Det medicinska forskningsrådet i usa)
●米国リウマチ学会 American College of Rheumatology
他の出典を使用した場合は、そのことがそれぞれの診断の下に明記されている。

アジソン病

どんな疾患か？　コルチゾールを含む副腎皮質ホルモンの産生が損なわれる。ほとんどの症例で、原因は副腎の自己免疫反応である。この症状は生命を脅かす。ホルモン補充療法をすれば予後は良好。この病気は急性副腎不全、つまりアジソンクリーゼから始まることがある。それが血圧降下、脱水症、酸素不足のショックを引き起こし、緊急治療が必要となる。
豆知識　イギリスの医師トーマス・アディソンは、一八五五年に初めてこの病気を説明した。抗生物質がまだ存在していなかった時代には、副腎機能不全の主な原因は結核だった。
他の出典　原発性副腎機能不全－原因、診断および治療。Løvås K. 他 二〇〇五年ノルウェー医師会ジャーナル。

急性播種性脳脊髄炎（ＡＤＥＭ）

どんな疾患か？　免疫システムは、脳および脊髄の神経繊維を覆う絶縁体を攻撃し、炎症を引き起こす。同じことは多発性硬化症（ＭＳ）でも発生するが、ＭＳが慢性であるのに対してＡＤＥＭは短期間の攻撃があった後、ほとんどの場合通常の状態に戻る。この病気は感染を受けた後に発生する。患者一〇人のうち八人は、一〇歳未満の子ども。容態が最初の数日間で悪化して、麻痺や昏睡状態を引き起こす可能性がある。かなり重篤な症状の場合でも、ほとんどの患者が回復する。この疾患で死に至るのは、症例の二パーセント未満。

豆知識　ＡＤＥＭに罹患した子どもが、将来的にＭＳになるリスクはやや高い。

円形脱毛症

どんな疾患か？　髪が部分的に抜けていくような形で免疫システムが毛包を攻撃しているように見える。多くの場合、頭部から始まる。男性の場合、ひげの伸びに影響があることが多い。少数ではあるが、眉毛が消えたり、腕や脚の眉毛がなくなってしまうことがある。人口の約二パーセントに発症する、割とよくある疾患だ。研究者は、感染症やストレスがこの症状を引き起こすと推測している。半数以上が一年以内に回復する。深刻な慢性症になるのは、一〇パーセント未満。

豆知識　患者の約一パーセントはAlopecia universalis（全身性脱毛症）になり、身体の全ての体毛を失う。

強直性脊椎炎／ベヒテレフ病

どんな疾患か？　免疫システムによる関節への攻撃で、多くの場合、腱が骨に接する部分の炎症を引き起こす。背中、骨盤、胸が影響を受けるが、肩、腰、膝が攻撃されることもある。患者の九〇パーセント以上が、HLA-B27という組織タイプを持っている。両親のいずれかがベヒテレウ病にかかっている場合、罹患するリスクが一五－二〇パーセント高くなる。ほとんどの患者は十分に身体が機能していて、症状をほとんど感じない患者もいる。しかし少数ではあるが、重症化して身体障害者になる患者もいる。

人口の〇・一－一パーセントがかかる病気であり（地理的に大きな差異がある）、最も一般的な自己免疫疾患の一つである。
豆知識　イマジンドラゴンズの歌手であるダンレイノやNATOの事務総長イエンス・ストルテンベルグを含む多くの有名人が、ベヒデレフ病を抱えた生活について公表している。

抗リン脂質抗体症候群

どんな疾患か？　免疫システムが血液を攻撃して血液を凝固させる成分に作用し、血液が固まりやすくなる。それにより血栓の傾向が高まる可能性があり、流産を繰り返す可能性が発生する。人口の一－五パーセントは、病気を引き起こす抗体を持つが、合併症になる例は少ない。多くの場合、患者は狼瘡など他の自己免疫疾患にかかっている。抗凝血剤によって、血栓を予防及び治療するといった治療法を用いることが多い。
豆知識　一パーセント未満の人々が、いわゆる劇症型抗リン脂質抗体症候群に罹患する。そういった患者には短時間で複数の血栓ができ、体内のいくつかの臓器が機能しなくなる。患者数の約半分が死亡する。

抗ARS抗体症候群

どんな疾患か？　免疫システムが体内の特定の酵素を攻撃し、それが肺、筋肉、関節の炎症を引き起こす可能性がある。どの組織が攻撃を受けるかによって症状は異なる。予後はさまざまだが、多くの患者は病気が消えていくと感じている。しかし、再発はよくある。予後には、肺がどの程度影響を受けているかが重要である。一部の患者は肺不全で死亡する。
豆知識　この病気に関連する最も一般的な抗体は、一九八〇年に初めて発見された患者にちなんで名づけられた。患者の名前はJohnだった為、抗体はAnti-Jo-1, と名付けられた。
他の出典　Antisyntetasesyndrom（抗シンテターゼ症候群）。Gran J. T., ノルウェー医学会のジャーナル、二〇〇二年。

再生不良性貧血

どんな疾患か？　血球産生が損なわれ、血球数の減少（貧血）をもたらす。ある研究は、自己免疫がその背後にあることを示す。幹細胞が影響を受けると、赤血球、白血球及び血小板といったすべてのタイプの血液細胞が減少する。症状は疲労、息切れ、動悸並びに出血や感染のリスクの増加など。若い患者の場合、骨髄移植が有効であり、患者の六〇－七〇パーセントは完全回復する。治療をしなければ、死に至る疾患だ。

豆知識　この症状は非常にまれであり、集中的な癌治療後の合併症として発生することが多い。

悪性貧血

どんな疾患か？　胃炎は胃粘膜の炎症であり、胃潰瘍とも呼ばれる。慢性胃炎はヘリコバクターピロリ菌によって引き起こされることがほとんどだが、胃の壁細胞に対する自己免疫反応の後でも発生する可能性がある。これらの細胞は、ビタミンB12の摂取に重要なタンパク質を産生する。B12欠乏症は、悪性貧血または貧血を引き起こす可能性があり、治療をしなければ、生命に関わる。神経損傷も発生する可能性がある。患者は生涯にわたって、B12及び鉄分による治療を受ける必要がある。悪性貧血が発症するのは一〇〇〇人に約一人だが、六〇歳以上に発生することが圧倒的に多い。

豆知識　悪性貧血は、一九二〇年代に米国の医師が、生レバーの食事療法を行って驚くべき改善をもたらすまで、確実に死に至る疾患だった。これらの医師は一九三四年にノーベル医学賞を受賞したが、ビタミンB12が発見されたのは一九四八年だった、その発見によって治療がかなり容易になった。

他の出典

1　*Gastritt.* Aabakken L. ノルウェー大百科事典。

2 *Autoimmune atrophic gastritis: current perspectives.* Minalyan A. et al. Clinical and Experimental Gastroenterology, 2017.

3 *Recognizing, treating and understanding pernicious anemia.* Sinclair L. Journal of The Royal Society of Medicine, 2008.

自己免疫性自律神経節症

どんな疾患か？　免疫システムが自律神経系、つまり神経系中の不随意の部分を攻撃する。自律神経系は体温、血圧、呼吸、代謝を含む身体の中心的機能をつかさどる。患者の約三分の一が治療なしで回復するようである。

豆知識　症例の約六〇パーセントが、感染または他の病気の後に発生する。

自己免疫性卵巣・精巣炎症

どんな疾患か？　卵巣または精巣の炎症はそれほどまれではなく、通常は感染症が原因だが、まれに自己免疫反応によるものもある。多くの場合、他の自己免疫疾患と関連して発症する。女性の場合、卵巣が正常に機能しないため症状は早期閉経に似ている。男性では、精巣が腫れて触ると痛みを感じることがある。男性の場合、この病気は精子細胞に対する抗体に関連しており、不妊症につながる可能性がある。

豆知識　研究者たちは、全不妊男性の五－一二パーセントに、精子細胞に対する抗体があることを発見した。

他の出典　*Diagnosis and classification of autoimmune orchitis.* Silva C. A. et al. Autoimmunity Reviews, 2014.

自己免疫性脳炎

どんな疾患か？　脳の炎症は感染症によって引き起こされることが多いが、場合によっては自己免疫反応が原因の可能性がある。炎症は自然発生する可能性もあるが、癌と関連して発生することもある（腫瘍随伴症候群を参照）。最もよく知られている疾患の一つは、抗ＮＭＤＡ受容体脳炎である。

抗NMDA受容体脳炎

どんな疾患か？　NMDAは、脳の受容体を活性化する物質であるn－メチル－d－アスパラギン酸の略である。免疫システムは受容体を攻撃し、脳炎を引き起こす。症例の約半分は、NMDA受容体に似た組織を持つ腫瘍が原因となっている可能性がある。免疫システムは腫瘍と受容体の両方を攻撃する。症状は、インフルエンザに似たような症状から、幻覚、妄想及び発作といった精神症状へ進行する可能性がある。呼吸困難及び昏睡状態につながる可能性もある。患者の大半は容態が改善し、多くの患者は完全に回復する。患者の一部は深刻な合併症を起こし、少数だが死亡する例もある。

豆知識　この病気は世界的に有名な白熊のクヌートを死亡させた。この白熊は二〇一一年に、重い発作を起こしてベルリン動物園で池におぼれてしまい、それを見ていた何百人もの観客がショックを受けた。動物がこの病気を発症することが発見されたのは、これが初めてだった。

他の出典

1　*Anti-NMDA-reseptorencefalitt. Engen K. et al.* ノルウェー医師会ジャーナル二〇一六年。

2　白熊のクヌートに関するウィキペディア記事及び二〇一五年八月のBBC記事「Knut polar bear death riddle solved」

自己免疫性腸疾患

どんな疾患か？　免疫システムが腸系の表面細胞を攻撃し、治療が困難な下痢や栄養摂取の問題を引き起こす。主に生後六ヶ月未満の乳児に発生するが、成人にも発生することがある。この症状は生命に関わり、免疫抑制薬と栄養補助で治療する必要がある。

豆知識　難治性下痢の乳児の場合、自己免疫性腸疾患が症例のほぼ三分の一の原因だと思われる。

他の出典

1　*Autoimmune enteropathy: a review and update of clinical management.* Gentile N. M. m.fl. Current Gastroenterology Reports, 2014.

2　*Pediatric autoimmune enteropathy: an entity frequently associated with immunodeficiency disorders.* Singhi A. D. m.fl. Modern Pathology, 2013.

自己免疫性溶血性貧血

どんな疾患か？　免疫システムが赤血球を攻撃し、血球数の減少（貧血）を引き起こす。症例の約三〇パーセントは自己免疫が原因である。多くの場合、他の自己免疫疾患または特定の癌とともに発生する。症状として、動悸、頭痛、息切れ、疲労、めまい、黄疸、血尿、および脾臓の肥大がある。場合によっては、脾臓を摘出する必要性が生じる。子どもがこの病気にかかかった場合は、疾患が治癒することが多い。成人の場合、再発することがよくある。

豆知識　重症の場合、赤血球の寿命が通常の一〇〇－一二〇日からわずか数日間に縮んでしまう。

自己免疫性肝炎

どんな疾患か？　免疫システムが肝臓を攻撃し、炎症を引き起こす。I型とII型がある。症例の約八〇パーセントはI型である。II型の方が深刻であり、主に子どもと若い成人に発症する。経過は人によって異なり、わずかな症状から肝不全までさまざまだ。患者は健康状態の悪化、疲労、吐き気、腹痛、かゆみ、関節痛、黄疸を体験することがある。一〇人中八人は、三年以内に回復するが、多くの場合、維持療法が必要である。中には肝移植が必要となる患者もいる。

豆知識　治療をしなければ、ほとんどの患者が一〇年以内に死亡する。治療により、死亡率は一〇パーセント未満まで減少する。

自己免疫性副甲状腺機能低下症

どんな疾患か？　副甲状腺ホルモンは体内のカルシウムレベルを調節する。このホルモンを分泌する腺は首の前にある甲状腺に隣接している。副甲状腺機能低下症とは、ホルモンのレベルが低いということを意味する。筋肉のけいれんや収縮、脱毛や脆弱爪といったさまざまな症状を引き起こす可能性がある。一般的には例えば癌のために副甲状腺が摘出されたことが原因だが、ごくまれに、自己免疫反応が原因という場合もある。治療方法は血液中のカルシウム濃度を正常化することで、その場合の予後は良好である。

豆知識　副甲状腺機能低下症は、人格の変化、うつ病、記憶喪失を引き起こす可能性がある。子どもの場合、成長障害や精神発達の遅滞を引き起こす可能性がある。

自己免疫性リンパ球性下垂体炎

どんな疾患か？　免疫細胞が下垂体に侵入し、腫れや機能障害を引き起こす。それによって頭痛、視覚低下、疲労、めまい及び吐き気が生じる可能性がある。研究者は、自己免疫反応が関与しているだろうと推測している。治療せずに回復する人もいる。場合によっては手術が必要となる。多くの人は、生涯にわたるホルモン補充療法が必要である。

豆知識　元来この病気は、出産直後の期間に女性にのみ発生すると考えられていた。後に男性も含め、どの年齢の人に発生する可能性があるということがわかった。

他の出典　*Lymphocytic and granulocytic hypophysitis: a single centre experience.* Buxton N. et al. British Journal of Neurosurgery, 2001.

自己免疫性リンパ増殖性症候群

どんな疾患か？　身体が一群の免疫細胞である白血球の数を調節できなくなる。過剰生産によりリンパ球がリンパ節、肝臓、脾臓に蓄積されることになる。それにより自己免疫反応及び数々の病気が発する生ことが多い。最も一般的には、血液細胞が影響を受る。この疾患は遺伝性であり、小児期に発生することが多く、その後生涯にわたって発展していく。患者は免疫システムの癌のリスクが高くなる。

豆知識　多くの場合、患者はＦＡＳ遺伝子の変異を受け継いでいるが、研究者たちは、そういった遺伝を受け継いでいなくとも突然変異は生涯の間にいつでも起こりうるとも考えている。

他の出典　*Autoimmune lymphoproliferative syndrome.* Bleesing J. et al. GenReviews, 2017.

自己免疫性好中球減少症

どんな疾患か？　免疫システムが、多形核好中球と呼ばれる免疫細胞を攻撃する。それが体内のこういった免疫細胞の減少をもたらす。この症状は二歳未満の子どもに起きることが多く、ほとんどの子供が五歳になる前に回復する。しかし、この症状は全ての年齢の人々に起きる可能性があり、他の自己免疫疾患の患者にも発生することがある。

豆知識　自己免疫性好中球減少症は、抗体が妊娠中に母体から胎児の身体に移動することで発生する。約二〇〇〇人に一人が、この病気を持って生まれてくる。症状は数か月以内になくなる。

他の出典「慢性好中球減少症－分類と治療」Amundsen H.F. et al.　ノルウェー医師会ジャーナル、二〇〇三年。

多腺性自己免疫症候群

どんな疾患か？　多腺は「複数の腺」を意味する。患者はアジソン病、１型糖尿病及び甲状腺炎といった、ホルモン系に作用するいくつかの自己免疫疾患の合併症を抱えている。治療方法はそれらの疾患が別々に発症した場合と同じであり、予後は良好だ。

豆知識　同時に複数の自己免疫疾患にかかっていることは珍しくない。たとえば、関節リウマチの患者は、1型糖尿病または甲状腺炎を発症するリスクが通常の人より高い。

他の出典　*Recent insights in the epidemiology of autoimmune diseases: improved prevalence estimates and understanding of clustering of diseases.* Cooper S. G. et al. Journal of Autoimmunity, November 2009.

自己免疫性プロゲステロン皮膚炎

どんな疾患か？　月経周期によって程度が異なる再発性の発疹である。原因は不明だが、研究者はプロゲステロンのレベルが上昇することによって皮膚の自己免疫反応が起きると推測している。卵巣の切除が必要になる場合もある。

豆知識　診断を下すため、医師が少量のプロゲステロンを皮膚下に注入し、自己免疫反応を引き起こすことがある。

自己免疫性網膜症

どんな疾患か？　免疫システムが網膜のタンパク質を攻撃することによる症状のスペクトルである。そういった症状の一部は、がん疾患（腫瘍随伴症候群）に関連している。患者は両眼、急速に痛みのない視覚障害を患い、最悪の場合は全盲になる。一般的には最良の場合、症状が安定化することを期待できる。

豆知識　疾患が癌に関連している場合、癌が発見されるずっと前に、視覚障害及び網膜の抗体が現れることがある。ある有名な症例では、がんは一一年後に初めて発見されている。

他の出典　*Autoimmune retinopathy: a review.* Canamary Jr. A. M. m.fl. International Journal of Retina and Vitreous, 2018.

全身硬直症候群

どんな疾患か？　スティッフパーソン症候群としても知られている。免疫システムが脳と脊髄を攻撃し、筋肉機能の中枢である神経伝達物質に影響を及ぼす。筋肉がだんだんに硬直していく。多くの場合その症状はけいれんを伴う。強い感情がわいた時、あるいは激しい身体の動作が発作を引き起こす可能性があり、発作を避けるため、患者はゆっくりと動くことが多い。一部の患者は正常に機能するが、他の患者は重度の障害を負うことがある。

豆知識　この症候群は乳児に発症する可能性もあるが（スティッフベビー症候群）、乳児の場合経過はゆっくりであり、症状は成長と共に消える。発作は子どもがストレスや恐怖を感じる時に起こることが多い。

内耳の自己免疫疾患（AIED）

どんな疾患か？　免疫システムが内耳の細胞を攻撃し、両耳に難聴を引き起こす。難聴は感覚障害である。つまり、渦巻管、聴覚神経または中枢神経系の病気/損傷によるものである。数週間から数か月かけて急激に進行する。患者の半数以上がコルチコステロイドで良くなる。

豆知識　この病気は一九七九年に発見され、薬物で治療できる唯一の感覚性聴覚障害である。

自己免疫性ブドウ膜炎

どんな疾患か？　虹彩を含む目の色素沈着部分の炎症である。原因は感染症かもしれないが、多くの場合自己免疫反応である。症状として、視覚障害、痛み、光過敏症、流涙症がある。単独で発生する場合と、他の自己免疫疾患と関連して発症する場合がある。急性の場合、治療を受ければ回復することが多い。慢性ブドウ膜炎の場合、合併症が発生することが多い。

豆知識　前部ブドウ膜炎は、ベヒテレウ病の最初の兆候である可能性がある。ベヒテレウ病患者の約三人に一人は、病気の進行中のどこかの時点で前部ブドウ膜炎を発症する。

他の出典

1 「ブドウ膜炎」Sandvig K. ノルウェー語大百科事典。

2 「自己免疫：ベンチからベッドサイドへ」アナヤJ・M他、エルロサリオ大学出版局、二〇一三年。

若年性関節リウマチ／若年性特発性関節炎

どんな疾患か？ 免疫システムが、子どもの一つまたは複数の関節を攻撃し、腫れ、痛み、関節硬直を伴う炎症を引き起こす。症状は出たり消えたりし、小児リウマチ性関節疾患の種類によって異なる。全身型は内臓を攻撃し、高熱を伴う全体的な健康状態の低下を引き起こす可能性があるが、症例の五パーセント以下だ。多くの人は回復するが、成人になっても続けて症状が出る人もいる。子どもの最も一般的なリウマチ性疾患である。

豆知識 ある研究が、抗生物質治療を受けた子供は小児リウマチを起こしやすいことを示している。研究者は、これが体内の細菌フローラの変化によるものかどうかを思案してきた。ただし、他の研究ではこのような発見は確認されていない。

スティル病 若年性関節リウマチは、以前はスティル病と呼ばれていた。成人が、若年性関節リウマチを連想させる病気になることがある。これは成人発症スティル病と呼ばれている。

コーガン症候群

どんな疾患か？ 目と内耳が攻撃を受ける。症状には、目の痛み、充血、視覚障害および難聴、光過敏性、めまい、吐き気、耳鳴りがある。多くの場合、多くの患者が血管炎、つまり血管の炎症も患っている。原因は不明だが、研究者は自己免疫が主要な原因だろうと考えている。持続性の聴覚障害または視覚障害を引き起こす可能性がある。

豆知識　研究者は、自己抗体が耳と内耳の何かを攻撃しているのではないかと疑っている。二〇〇二年の研究で、研究者らは同様のタイプの自己抗体をマウスに移し、それによりコーガン症候群の症状が現れた。

他の出典

1　*Autoantibodies to inner ear and endothelial antigens in Cogan's syndrome.* Lunardi C. et al. Lancet, 2002.

2　*Cogan's syndrome: An autoimmune inner ear disease.* Greco A. et al. Autoimmunity Reviews, 2013.

クローン病

どんな疾患か？　消化管の慢性炎症。潰瘍性大腸炎と合わせて、炎症性腸疾患（ｉＢＤ）と呼ばれている。罹患すると症状がないか、あっても軽度の時期と、突然再発する時期とを繰り返す。多くの場合、治療すれば予後は良好である。子どもに発症した場合は、成長と発達が遅れることがある。腸狭窄などの合併症については、手術が必要になる場合がある。クローン病は北緯に沿ってより多く見られ、アジアや南アメリカではあまり見られない。

豆知識　クローン病は、唇から直腸まで、腸管のすべての部分に影響を及ぼす。小腸と結腸間の接続部分が最も脆弱である。

セリアック病（グルテン過敏性腸炎）

どんな疾患か？　免疫システムがグルテンに異常に反応し、栄養摂取の中心である小腸内の腸絨毛を攻撃する。その結果消化器系に炎症が発生する。西洋の人口の約一パーセントに発生し、かなりよくある自己免疫疾患である。一般的な症状は、腹痛、下痢、体重減少、疲労など。グルテン過敏症は、他の多くの自己免疫疾患よりも遺伝性が強い。グルテン過敏症の親を持つ人々のうち、約一〇パーセントがこの病気にかかる。ほとんどの人がグルテンフリーの食事によって、治癒する。
豆知識　フィンランドとアイルランドは、世界で最も発生率が高い。東南アジアの人々や、サハラより南に住むアフリカの人々はめったにグルテン不耐性にはならない。

疱疹状皮膚炎

どんな疾患か？　免疫システムが皮膚を攻撃し、かゆみを伴う斑点状の発疹を引き起こし、それが水疱に変わる。セリアック病に密接な関係があり、セリアック病の人の一五－二五パーセントが疱疹状皮膚炎にかかる。グルテンフリーの食事を続けることにより、患者は基本的には問題を抑えることができる。
豆知識　この疾患の患者には胃腸疾患の症状がないことが多いが、内視鏡検査をすると、ほとんどの患者に小腸の異変があることが見て取れる。

1型糖尿病

どんな疾患か？　免疫システムは膵臓でインスリンを産生する細胞を攻撃し、インスリン欠乏を引き起こす。糖分を吸収してエネルギーに変換するためには、インスリンが必要である。患者には多くの場合、頻繁なのどの渇き、頻尿、全体的な健康状態の低下、及び一定期間の体重減少という症状が発生する。その後、高血糖による急性発作が起きる。治療をしなければ、患者は昏睡状態に陥って死亡する。インスリンの投与やインスリンレベルの適切な管理によって、患者は通常に生活できる。この病気は小児期および青年期に発生することが多いが、近年の症例の約半数は二〇歳以上の人々である。発生率には、大きな地理的差異がある。フィンランドの子どもは、日本の子どもよりも1型糖尿病になる可能性が四〇倍も高い。
豆知識　糖尿病患者の九〇パーセント以上は2型である。2型糖尿病は自己免疫疾患ではなく、原因はライフスタイルと肥満に関連している。世界レベルでは、四億人を超える人々が糖尿病を患っており、世界の総医療予算の約一二パーセントがこれらの疾患に費やされている。

好酸球性筋膜

どんな疾患か？　シュルマン症候群とも呼ばれる非常にまれな症状である。皮膚の下の結合組織が炎症を起こし、厚くなり、突っ張ってしまう。それによって腫れ上がる。筋肉や関節の痛みが起こることもある。特定のタイプの免疫細胞（好酸球）が患部に蓄積される。原因は完全には分かっていないが、強皮症の変形であると考えている人もいる。ほとんどの患者は治療で改善する。

豆知識　極端な身体活動によって引き起こされると考えられる症例もある。

後天性表皮水疱症

どんな疾患か？　免疫システムが皮膚及び粘膜を攻撃し、水疱ができる。多くの場合、この症状は、手、足、膝、肘、お尻などの身体の露出している場所に軽度の傷ができた後に現れる。原因は、皮膚を定着させる結合組織のタンパク質を抗体が攻撃することだと思われる。この疾患は定期的に症状の良好な時期とひどい時期を繰り返す。ほとんどの人は診断を受けて後でも問題なく生活を送っている。

豆知識　患者は、身体の接触があるスポーツを避けるように勧めている。

後天性血管性浮腫（ＡＡＥ）

どんな疾患か？　皮下および粘膜の微小血管の炎症が、顔または体の腫れを引き起こす。気道が腫れ、生命を脅かす危険がある。リンパ腫または自己免疫疾患に関連するタイプ1と、血液中のタンパク質に対する自己免疫反応であるタイプ2の二種類が存在している。重度の呼吸困難では、挿管が必要になる場合がある。

豆知識　血管性浮腫はじんましんに関連して頻繁に起こる症状だが、自己免疫性異形体は非常にまれである。

基本的には、血管性浮腫は、例えば薬物に対するアレルギー反応である。

後天性血友病

どんな疾患か？　血友病は、血液が凝固しないといった血液の疾患である。血友病は遺伝病として遺伝する可能性があるが、後天的な変種は凝固系の重要な部分に対する自己免疫の攻撃である。患者は頻繁に皮膚、筋肉、粘膜で出血する。死亡率は八－二二パーセントだが、多くの場合、苦しんでいるのは高齢者であるという事実を考慮すべきである。

豆知識　症例の一部（二－一一パーセント）は妊娠によって発症することがある。

フェルティ症候群

どんな疾患か？　脾臓が肥大し、好中球が少ない（好中球減少症）関節リウマチ（ＲＡ）の患者である。原因は不明だが、自己免疫疾患が背景にあると考えられている。免疫システムの衰弱の結果として生命に関わる感染症を患う人もいる。その場合は、脾臓の摘出が有効かもしれない。

豆知識　関節リウマチ患者の一－三パーセントがフェルティ症候群を患っている。

バセドウ病

どんな疾患か？　免疫システムが、甲状腺刺激ホルモンＴＳＨを模倣する抗体を産生する。それによって甲状腺の代謝が高まる。甲状腺機能亢進（hyperthyroidism）の最も一般的な原因である。男性の約〇・五パーセント及び女性の三パーセントが、人生のいずれかの時期にこの病気にかかる。症状としては、動悸、体重減少、発汗、疲労、下痢、震え、睡眠障害、およびいら立ちなどがある。治療方法には、甲状腺刺激ホルモンの産生を阻害する薬物投与、放射線治療または手術がある。完治する人もいるが、深刻な合併症が発生する人もいる。

放射線治療及び手術は甲状腺を破壊し、患者は生涯ホルモン補充療法を受ける必要がある。
豆知識　患者の一〇人に一人以上がグレーブス眼病にかかっており、その結果、目が突き出て膨らんでいく。
他の出典　*Management of Graves disease. A review.* Burch H. B. et al. JAMA, 2015.

ギラン・バレー症候群

どんな疾患か？　免疫システムが、末梢神経系の神経繊維を覆う絶縁体（ミエリン）を破壊する。トリガー因子は多くの場合、気道または腸管の感染症と考えられている。最初に下半身がちくちくした痛み、灼けつく痛み、脱力感に襲われ、その後上半身まで広がっていく。呼吸筋が麻痺することがあり、三人に一人の患者が人工呼吸器を必要とするようになる。ほとんどの人は一カ月後に広がりが止まる。約八〇パーセントは完治するが、数カ月かかることが多い。一部の患者には長期的な神経学的な損傷が残り、また少数だが、重度の機能障害を患う人もいる。
豆知識　ギラン・バレー症候群を引き起こす最も多い感染症は、食中毒の一般的な原因の、カンピロバクター菌である。
下位グループ　上記が説明しているのは、最も一般的なタイプ、急性炎症性脱髄性多発神経障害だ。それ以外に、ノルウェーの電子医療マニュアルによると、他に一一の副診断が存在している。

橋本甲状腺炎

どんな疾患か？　免疫システムが甲状腺を攻撃する。最初に、患者は高代謝となり、その後低代謝に変わっていく。症状としては、疲労、便秘、体重増加、寒さに対する異常反応、関節痛、筋肉痛、発汗の減少、鬱、高血圧、脱毛などがある。甲状腺が腫れやすくなる（甲状腺腫）。ホルモン補充療法によって、ほとんどの人がふつうの生活を送ることが出来る。

豆知識　橋本甲状腺炎は、低代謝の最も一般的な原因となる疾患だ。ただし世界的に見ると、通常は、ヨウ素欠乏が低代謝の原因である。

IgG4関連疾患

どんな疾患か？　体のほとんどすべての臓器に発症し得る、さまざまな症状である。炎症や線維症（瘢痕）につながる。攻撃された臓器にはは腫瘍のような腫れが現れる。また豆IgG4と呼ばれる抗体群のレベルが上昇する。以前は、これらの症状は互いに無関係だとみなされていたが、最近になってようやくIgG4関連疾患という包括的な概念としてまとめられた。ほとんどの人が回復するが、再発することが多い。

豆知識　IgG4関連疾患のプロトタイプは自己免疫性膵炎であり、膵臓およびその他の臓器が攻撃される。研究者が二〇〇一年に高レベルのIgG4を初めて発見したのは、この疾患の患者だった。

他の出典

1　IgG4関連疾患。Vikse J. 他 ノルウェー医師会ジャーナル、二〇一七年。

2　*High serum IgG4 concentrations in patients with sclerosing pancreatitis.* Hamano H. et al. New England Journal of Medicine, 2001.

間質性膀胱炎

どんな疾患か？　英語では「痛みを伴う膀胱症候群 (painful bladder syndrome)」とも呼ばれている。症状としては、骨盤痛、頻尿、及び恒常的な尿意。周期的に発生する。原因は不明であり、診断については議論が交わされている。ある研究では、全米国女性の二－六パーセントが症状を経験しているが、診断が下っているのはこれらの女性の一〇パーセント未満だ。自己免疫は多くの仮説の一つにすぎないが、患者には自己抗体が発見されており、この症状は他の自己免疫疾患との関係性があるようだ。

豆知識　これらの患者には、小児期に膀胱炎、婦人科手術、複数の膀胱の問題を経験している人が多い。

他の出典　*Sub-noxious intravesical lipopolysaccharide triggers bladder inflammation and symptom onset in a transgenic autoimmune cystitis model: a MAPP network animal study.* Kogan P et al. Scientific Reports, 2018.

ＩＰＥＸ症候群

どんな疾患か？　ＩＰＥＸは、免疫機能不全、多腺性内分泌障害、腸障害およびＸ染色体結合の頭文字を使った略である。

男子にしか発生せず、生後六ヶ月以内に発生する。原因は、制御性Ｔ細胞の機能を破壊するfoxp3遺伝子の突然変異である。その結果、一連の自己免疫反応が起こる。一般的な症状としては、重度の下痢、糖尿病、発疹、甲状腺炎がある。治療を受けなければ、ほとんどの人が二年以内に死亡する。

豆知識　二〇一一年のレビュー記事によると、医学文献にはＩＰＥＸ症候群にかかっているのは一五〇人未満であると記述されているという。

他の出典　*IPEX Syndrome.* Hannibal M. C et al. Gene Reviews, 2011.

アイザック症候群

どんな疾患か？　末梢神経の過剰興奮性を引き超す神経筋疾患である。筋肉の収縮やけいれん、筋肉の硬直の増加、発汗の増加につながる可能性がある。原因は不明だが、自己免疫が主要的な役割を果たしていることを示す兆候は多数ある。一部の癌または他の自己免疫疾患と共に発生することが多い。予後は、他にどのような診断が下っているかによって異なる。

豆知識　けいれん、急激な収縮、発汗などの症状は、睡眠中および麻酔中にも持続する。

複合性局所疼痛症候群（CRPS）

どんな疾患か？　通常は腕または脚など制限された身体の部分での痛みが発生する症状である。以前は反射性交感神経性ジストロフィーと呼ばれていた。多くの場合、骨折や手術など該当部分の損傷がきっかけで発症する。症状は激しい灼けるような痛みや、該当部分の腫れなどである。皮膚の色が変化したり、過敏になったりすることがある。原因は不明であり、自己免疫の作用は仮説の一つに過ぎない。研究者は、交感神経系の一部に対する抗体を発見した。ほとんどの患者は一－二年以内に回復する。

豆知識　CRPSに関する大規模研究によれば、脚よりも腕に発生することの方が多く、また最も一般的な要因は骨折である（症例の四四パーセント）。

他の出典　*Clinical features and pathophysiology of complex regional pain syndrome – current state of the art.* Marinus J. et al. Lancet Neurology, 2011.

慢性炎症性脱髄性多発神経炎（CIDP）

どんな疾患か？　免疫システムが末梢神経を覆う絶縁体（ミエリン）を攻撃し、それが脱力感、麻痺、感覚喪失および痛みにつながる。症状が進行する人もいるが、周期的に発生する人もいる。患者の約半数は一年以内に、治療が不要になるほど回復する。数年が経過したら、ほぼ一〇人の患者のうち九人は、機能障害が残らないか、残っても軽度で済む。

豆知識　CIDPは、ギラン・バレー症候群の慢性型である。

慢性じんましん

どんな疾患か？　じんましんが発生した場合、かゆみを伴う湿疹や、大きさが異なる、でこぼこした腫れ物やみみず腫れができる。肥満細胞はヒスタミンを放出し、発疹を引き起こす。多くの場合、この症状はアレルギー反応か、感染によって引き起こされる。六週間以上続く場合、それは慢性じんましんと呼ばれ、研究者は肥満細胞に対する自己免疫反応だと考えている。ほとんどの場合、症状は数年以内に治まる。じんましんはほぼ五人に一人の割合で、生涯のいずれかの時期に発症するが、慢性タイプにかかる割合はほんのわずかである。

豆知識　ノルウェーでは「妖精の吹付け」(elveblest)という俗名がついている。これは昔、妖精が人間に息を吹きかけると、この病気になったと信じられていたためだ。

他の出典　*Urtikaria.* Holsen D. S., Langeland T. ノルウェー大百科事典。

ランバート・イートン筋無力症候群

どんな疾患か?　免疫システムが、神経筋接合部と自律神経系にあるカルシウムチャネルを攻撃する。神経系の重要なシグナル伝達物質であるアセチルコリンを阻害する。患者には、筋肉の衰弱や、口渇、インポテンツといった自律神経症状が発生する。患者の約半数は、がんと関連して発症する。

豆知識　この症候群を伴って発症することが多いがんの一つは、小細胞肺がんだ。ランバート・イートン筋無力症症候群の患者は、がんが早期に検出されるため、この症候群に罹患していない患者よりもがんの予後が良好である。

関節リウマチ／関節炎

どんな疾患か?　免疫システムが関節を攻撃し、炎症を引き起こす。時間の経過とともに、攻撃は内臓に広がる可能性がある。人口の〇・五－一パーセントは関節リウマチを患っており、かなり一般的な自己免疫疾患である。通常は、手足にある小さな関節から始まり、身体の両側に発生する。患者の一〇－一五パーセントにはこの疾患が急に発症し、いくつかの関節でも症状が急に現れる。この病気は周期的に回復と悪化を繰り返す。ふつうの生活を送る人もいれば、重度の機能障害を患う人もいる。米国の研究によると、診断から一〇年後には、患者のほぼ四〇パーセントが機能障害を負っている。

豆知識　患者の約七〇パーセントが血液中に自己抗体リウマチ因子（RF）を持っている。ノルウェー人のエリック・ワーラーは、一九三七年に関節リウマチも患っている患者に梅毒検査を行ったところ、偶然RFを発見した。

嗜眠性脳炎《しみんせいのうえん》（睡眠病）

どんな疾患か？　一九一七年、世界は一〇年以上も続く不思議な流行に見舞われた。患者には脳炎が発生しており、多くの患者が最終的に動くこともできなければ話をすることもできなくなったため、この症状は睡眠病と呼ばれるようになった。死亡者数は一〇〇万人に上る。原因は謎であり、それ以来、少数の症例しか発生してない。二〇〇四年、研究者は脳の大脳基底核を標的にする自己抗体を発見し、自己免疫が原因である可能性があることを示唆した。その他、この病気の流行がスペイン風邪の大流行と同時に起きた為、ウイルスが脳を損傷したのではないかと考える人もいる。

豆知識　一九六〇年代には、パーキンソン病に対する医薬L－ドーパが発見された。当時、四〇年間も嗜眠状態の患者がいた。L－ドーパを投与された結果、何人かの人々が奇跡的に生き返ったが、薬が効果がなくなった時多くの人が嗜眠状態に戻った。この物語は、オリバー・サックス博士の本『レナードの朝』に描かれている。

他の出典

1　*Encephalitis lethargica syndrome: 20 new cases and evidence of basal ganglia autoimmunity.* Dale R. C et al., Brain, 2004.

2　*Encephalitis lethargica information page.* National institute of neurological disorders and stroke.

扁平苔癬

どんな疾患か？ 免疫システムが、皮膚の細胞と粘膜を攻撃し、炎症やかゆみを伴う発疹を引き起こす。皮膚、髪の毛、爪及び口や性器の粘膜に発生する可能性がある。C型肝炎感染や他の複数の自己免疫疾患と関連性があるように思われる。多くの場合、一－二年以内に自然と治る。

豆知識 抗マラリア薬や降圧薬といった特定の薬が、人によっては扁平苔癬を引き起こす可能性があると思われる。

硬化性苔癬

どんな疾患か？ 通常、女性の性器や直腸周辺に発生する炎症性疾患ではあるが、男性にも発生する可能性がある。研究によると、思春期前の少女一〇〇〇人にひとりと、高齢者ケアホームの女性の三パーセントに発生する。かゆみや痛みを引き起こす。皮膚がたばこの巻紙状になる。つまり薄くなり、白味を帯びてしわが寄る。原因は不明だが、複数の研究者は、一部の症例には自己免疫が関連すると考えている。多くの場合、自然と治る。

豆知識 この症状は、閉経後の女性と思春期前の少女に発生することが多い。閉経直前に避妊ピルを使用すると、この症状が進行するリスクが高まる。これは、ホルモンがこの病気のメカニズムにおいて、重要な役割を果たしていることを示す。

メニエール病

どんな疾患か？ めまい、聴力損失、耳なり、航空性中耳炎につながる内耳の病気である。多くの場合、片方の耳から始まるが、後で両方の耳に現れる場合もある。原因は不明だが、内耳の一部の液体量の増加が症状の原因である可能性がある。一部の研究者は、自己免疫が原因であると考えている。

発症数年後、大半の感じに関してはこの症状が軽くなるか、安定する。多くの人には、身体バランスの問題や聴覚の障害が残る。

豆知識　ProsperMénièreは既に一八六一年にこの病気について記述している。当時、この病気は「耳の緑内障」と呼ばれていた。緑内障は、眼圧の上昇を引き起こす眼疾患の一つである。

他の出典

1　*Ménière's disease might be an autoimmune condition?* Greco A. et al. Autoimmunity Reviews, 2012.

2　*Autoimmunity as a candidate for the etiopathogenesis of Menière's disease: detection of autoimmune reactions and diagnostic biomarker candidate.* Kim S. H. et.al. PLoS One, 2014.

モーバン症候群

どんな疾患か？　免疫システムが、末梢神経系と中枢神経系の両方を攻撃する。ほとんどの患者は、神経系の一部のコミュニケーションに重要なタンパク質に対する抗体を持っている。神経系が過剰興奮状態になる。筋肉のけいれんや収縮、血圧の変動、長期的な不眠症、幻覚、混乱、痛み、体重減少を引き起こす可能性がある。治療は効果的だが、再発することもある。

豆知識　多くの場合、患者の筋肉のけいれんにより、蛇行のような動きが発生する。

他の出典

1　*Morvan just a syndrome…!* Somerville E. R. et.al. Lancet, 2017.

2　*From VGKC to LGI1 and Caspr2 encephalitis: the evolution of a disease entity over time.* van Sonderen A. et.al. Autoimmunity Reviews, 2016.

多発性硬化症（ＭＳ）

どんな疾患か？　免疫システムが、神経の周囲の絶縁体（ミエリン）を攻撃し、中枢神経系の炎症を引き起こす。ＭＳの発生は、赤道から遠ざかるにつれて増加する。ヨーロッパと北米では、住民一〇〇〇人に一－二人がＭＳを患っている。症状として、視覚障害、麻痺、疲労、行動障害、尿失禁などがある。発作は突然起きる。ほとんどの場合はだんだんと進行していくが、中には急に悪化する人もいる。治療の目的は、新たな発作を防ぐことである。

豆知識　ＭＳは、二歳児のような幼児に発症することもあるがそれは非常にまれだ。

重症筋無力症

どんな疾患か？　神経が筋肉に信号伝達する部分を、免疫システムが攻撃する。主な症状は筋肉の衰弱で、運動により悪化し、休息後に回復する。最初は目に現れることが多く、二重視力や眼瞼《がんけん》下垂《かすい》といった症状が起きる。この疾患は広がっていき、症例によっては、随意調節のできる筋肉全体が攻撃されている。治療により、ほとんどの人はふつうの生活を送ることが出来る。若年層には、胸腺を切除する治療法があり、それによって治る人もいるが、このような手術にはリスクも伴う。

豆知識　以前は、全患者の三〇－四〇パーセントが死亡していたが、現代の治療法により、死亡率は三－四パーセントに減少した。

心筋炎

どんな疾患か？　心筋の炎症である。原因は感染または有毒物質への反応かもしれないが、ほとんどの場合は自己免疫反応である。症状が全くない、また軽度の症状しかない人もいれば、急性心不全を起こして死に至る人もいる。

ふつうは症状がなくなるが、心不全の症状がだんだんに慢性炎症へと進行する人もいる。通常、治療は必要ないが、患者には定期的な検診が必要である。症例によってはペースメーカーまたは心臓移植が必要である。

豆知識 心筋炎は、他の点では完全に健康な人が突然死をする場合の、かなり一般的な原因である。

視神経脊髄炎

どんな疾患か？ 免疫システムが、脊髄と目の神経線維の周囲の絶縁体（ミエリン）を攻撃する。症状としては、麻痺や痛み、それに脊椎、腕、脚のしびれや刺痛、視力障害、尿失禁などがある。以前は多発性硬化症（MS）の一種だと考えられていたが、二〇〇四年に研究者が血液脳関門に関連するタンパク質に対する抗体を発見した。患者は、五年以内に恒常性の筋力低下、麻痺、視覚障害を患うことが多い。二五－五〇パーセントの患者が、この病気で死に至る。

豆知識 一八九四年に一六人の患者について報告したユージン・デヴィックにちなんで、以前はデヴィック病と呼ばれていた。既に当時、一部の医師はMS以外の疾患だと考えていたが、研究者が別の病気であることを証明するのに一〇〇年以上かかった。

他の出典 「視神経脊髄炎」Kvistad S. 他。ノルウェー医師会ジャーナル、二〇一三年。

糸球体腎炎（腎炎）

どんな疾患か？ 腎臓にある小さなフィルター（糸球体）に作用する、いくつかの異なる炎症性疾患の総合的な病名である。その中の一部は、おそらくレンサ球菌Aが攻撃を引き起こすであろう、自己免疫反応と考えられる。多くの場合症状があまりなく、尿検査で偶然に発見される。顔の腫れ、疲労、血尿中、頭痛、吐き気などの症状を伴って急速に進行する場合もある。高血圧、尿量減少、腎不全を引き起こす可能性もある。多くの患者は完全回復するが、中には重病化し、透析が必要となる人もいる。糸球体腎炎は、腎不全の全症例の約二五パーセントを占めており、腎移植が必要となる場合もある。
豆知識　西洋諸国では、おそらく抗生物質の使用のおかげで、レンサ球菌によって引き起こされる腎臓の炎症がかなり減少している。発展途上国では、この疾患が未だによく発生している。
グッドパスチャー症候群　特定の種類の抗体（抗ＧＢＭ）が腎臓と肺の両方を攻撃する。糸球体腎炎と肺出血につながる。治療をしなければ死に至るが、積極的治療を行った場合五年後の生存率は八〇パーセント以上である。

回帰性リウマチ（パリンドロームリウマチ）

どんな疾患か？　数時間から数日間続く、一つまたは複数の関節で発生する炎症である。指、手首、膝が最も攻撃を受ける体の部位である。患者は、発作と発作の間は症状がなく、一度起きたら次の発作までは数ヶ月経過することもある。原因は不明だが、この病気は関節リウマチとの関連が強い為、自己免疫が何らかの役割を果たしていると考えられている。約三分の一が関節リウマチを発症する。
豆知識　パリンドロームとは、例えば「しんぶんし」あるいは「トマト」など、前から読んでも後ろから読んでも同じ読みの単語を指す。この病気は、ピークに向かって強くなり、その後は徐々に弱くなっていくといった発作の形から名付けられた。
他の出典　*Palindromic rheumatism.* Arthritis research UK.

ＰＡＮＤＡＳ

どんな疾患か？　「溶連菌感染症関連小児自己免疫性神経精神疾患」の略で、溶連菌感染後に子供に急速に起こる強迫性障害またはチック症状の病名である。三－一二歳の子どもに発症する。不安発作、睡眠障害、ＡＤＨＤ症状、関節痛、気分の変動は、数週間から数か月続く可能性がある。原因は不明だが、脳のある部分が連鎖球菌と似ているため、免疫システムがそこを攻撃すると考えている研究者もいる。この診断は一九九八年にできたが、溶連菌との関連性が証明されていないため、未だに議論されている。

豆知識　アメリカの研究者はマウスを使ってＰＡＮＤＡＳ状の疾患を作成したと主張している。彼らはＰＡＮＤＡＳ症状のマウスから特別な種類の抗体を取り出し、健康なマウスに移植した。その結果健康なマウスに、行動の変化が起こったという。

他の出典　*Passive transfer of streptococcus-induced antibodies reproduces behavioral disturbances in a mouse model of pediatric autoimmune neuropsychiatric disorders associated with streptococcal infection.* K. Yaddanapudi et.al. Molecular Psychiatry, 2010.

腫瘍随伴症候群

どんな疾患か？　全がん患者の一パーセント未満に発症する一連の症状である。免疫システムが神経系を攻撃し、それがさまざまな症状を引き起こす可能性がある。腫瘍随伴症候群の多くの症状は、免疫細胞が処分しようとしているがん細胞と、神経組織を混同することから発生する。ほとんどの人は、がんが発見されて診断が下る前に神経症状が進行する。予後は完全回復から死亡までさまざまである。

豆知識　いくつかの自己免疫疾患が腫瘍随伴症候群だと考えられているが、そうでない場合もある。つまりある患者が腫瘍の結果としてこの病気を患うと同時に、他の人は癌がなくても同じ病気になる可能性があることを意味をする。

他の出典　「腫瘍随伴神経症候群」Storstein A. 他 ノルウェー医師会ジャーナル、二〇〇九年。

進行性片側顔面萎縮症（パリーロンバーグ症候群）

どんな疾患か？　顔面の皮膚及び脂肪組織の疾患で、通常は左側のみに発症する。組織がゆっくりと縮んでいき（萎縮）、顔面が変形する。腕や脚にも発生する可能性がある。ふつうは一〇歳前後の幼少期に始まる。多くの研究者が、強皮症の一種であり、自己免疫の攻撃だと考えている。ふつうは二－二〇年間かけてだんだんに悪化し、その後は安定する。

豆知識　重症の場合、重度の顔の変形につながる。その場合は美容整形が必要となる。

神経痛性筋萎縮症

どんな疾患か？　パーソネイジ・ターナー症候群または腕神経叢神経炎とも呼ばれる。特徴は、片側の肩部と胸部に発生する激しい痛みである。数日以内に麻痺が発生する。研究者は自己免疫が主な原因であると考えている。患者の九〇パーセントは三年以内に正常な機能を取り戻す。

豆知識　患者の四人に一人には、この症状が繰り返し発生する。

類天疱瘡

どんな疾患か？　免疫システムが表皮の下の構造を攻撃し、水疱とかゆみを引き起こす。関連する天疱瘡よりも皮膚の深い部分に発生する。多くの場合、例えば、肘や膝頭など、曲げ伸ばしをする部分の皮膚のところで発生する。患者の約三分の一には、口腔、生殖器、および直腸の粘膜も攻撃される。この病気は長続きすることが多いが、数年後に治ることもある。

豆知識　スナバエやトコジラミなどの昆虫からの咬傷がこの病気を引き起こす可能性があることを示す研究がある。

天疱瘡

どんな疾患か？　免疫システムが、表皮および粘膜の細胞を攻撃する。これらの細胞を結合させているタンパク質が影響を受け、大きな水疱を引き起こす。尋常性天疱瘡（最も一般的）と落葉状天疱瘡といった二つの主要なタイプがある。後者の症状は皮膚でのみ発生するが、尋常性の最初の徴候は口の粘膜の水疱である。積極的治療が重要であり、五年後には半数以上が、症状が消えている。治療をしなければ、死に至る。

豆知識　ブラジルのある辺境地域の研究では、人口の二・六パーセントが落葉状天疱瘡を患っていた。

リウマチ性多発筋痛症（ＰＭＲ）

どんな疾患か？　主に高齢者に発生する炎症症状である。一般的な症状は、肩および腰の筋肉や関節の痛み、朝の身体のこわばり、発熱、疲労や頭痛である。原因は不明だが、自己免疫が関係すると考えられている。多くの場合コルチコステロイドを投与すると数時間で劇的な改善が現れ、予後は良好である。患者の四人に一人が再発する。

豆知識　この病気は、南ヨーロッパと比較して北ヨーロッパでの発生率の方がはるかに高い。スカンジナビアは、世界で発生率が最も高い地域の一つである。

心臓外傷後症候群

どんな疾患か？　心膜に発生し、胸痛と発熱を引き起こす炎症である。通常、同じ部分の損傷によって引き起こされる。その多くは心臓手術である。この損傷のせいで、免疫系が心臓組織を攻撃するような物質が放出されるように見える。ほとんどの人は数週間以内に症状が治まり、六ヶ月以上続くことはまれである。

豆知識　心タンポナーデは非常に珍しいが、深刻な合併症である。心膜が体液で満たされ、それによって心機能が妨げられて心停止を引き起こすことがある。

原発性胆管胆管炎（原発性胆汁性肝硬変）

どんな疾患か？　免疫システムが肝臓の小さな胆管を攻撃し、それが肝細胞の破壊につながる。体が胆汁を消化管に送ることができなくなり、胆汁が蓄積することになる。多くの場合、この病気は疲労とかゆみから始まり、脂肪便、血性吐物、黄疸が続く。年数と共に状態が悪化する。以前は肝臓移植が必要だったが、胆汁酸治療が発見された後は、ほとんどの症例で必要なくなった。経過はさまざまだが、早期治療を受ければ多くの患者が普通の生活を送ることができる。しかしこの病気の患者は他の人々と比べて、早く死亡するリスクが高い。

豆知識　両親や兄弟姉妹がこの病気を患っていると、かかるリスクが一〇〇倍ぐらい高くなる。とはいえこの病気は非常にまれなので、かかるリスクはそれでもわずかだ。研究者は、先天的に免疫系の制御が欠けていることに原因があるのではないかと考えている。

特発性血小板減少性紫斑病（ＩＴＰ）

どんな疾患か？　免疫システムが血小板を攻撃する。血小板数が少なくなる、最も一般的な原因である。皮膚下の出血を引き起こし、あざ状のものができる。ふつう子どもの場合は自然に治る（八〇パーセント以上）が、成人の場合は慢性になることが多い。原則的には良性疾患だが、特に頭部での大きな出血が深刻になる場合もある。深刻な出血が原因で、小児の約一パーセントと成人の約五パーセントが死亡する。

豆知識　免疫システムを抑制するために、脾臓を摘出することが必要になる場合がある。その場合患者はフォローアップとして、追加のワクチン接種を受けたり、感染症が発生した場合には抗生物質の使用頻度を高くしたりする必要がある。

原発性硬化性胆管炎

どんな疾患か？　肝臓から消化管まで胆汁を運搬する胆管に、炎症が発生する。そのせいで狭窄が起こることもある。患者の九〇パーセントが潰瘍性大腸炎も患っている。

原因は不明だが、自己免疫が主要な役割を果たすと考えられている。初期段階では、症状はほとんどない。後から疲労、かゆみ、上腹部の痛み、黄疸という症状が出るのが一般的。良い治療法があまりなく、最終的には肝臓が機能しなくなる。肝移植は、特定の年齢（六五歳）未満の患者には適切である。診断を受けてからの平均余命は、一二年間である。

豆知識　喫煙者はこの病気が進行しにくいように見受けられる。

乾癬性関節炎

どんな疾患か？　乾癬患者の約三〇パーセントに発生する関節炎の一形態である。多くの場合、炎症が手足に発生する。患者の三分の一には、背中と骨盤にも発生する。基本的には、経過がゆっくりで苦痛はあまりない。中にはもっと侵襲的で、機能障害を伴うタイプの関節炎を患う人もいる。免疫抑制薬と、必要に応じて手術で治療する。

豆知識　子どもにもこの病気が発生することがある。若年性乾癬性関節炎は通常、女子の場合は五歳前後に発生することが多いが、男子の場合はふつう、もう少し大きくなってから発生する。

壊疽性膿皮症

どんな疾患か？　皮膚にびらんを生じさせる疾患で、内臓にも発生する可能性がある。通常は紫または青系の深いびらんとして現れることが多い。蚊に刺されたか、あるいはにきびのように見える隆起が現れ、それがだんだんに大きなびらんに進行していく。患者の半数に、例えば関節リウマチや炎症性腸疾といった別の病気がある。原因は不明だが、自己免疫反応の関与が疑われている。迅速な治療を受ければ予後は良好だが、再発は珍しくない。また跡が残ることも多い。

豆知識　研究者は、この疾患は好中球と呼ばれる免疫細胞に関連していると考えている。おそらく免疫システムの誤作動のせいで、免疫細胞がびらんの起こる部分におびき寄せられる（走化性）のだろう。

レイノー現象

どんな疾患か？　血管が収縮し、指やつま先への血流を妨げる。この状態は、白い指とも呼ばれる。人口の約五パーセントに発生する非常に一般的な症状。ストレスと寒さがこの症状を引き起こす可能性がある。皮膚の色は、白（血がなくなる）から青（酸素が足りない）、赤紫（血が突然逆流する）というように変化する。自己免疫疾患の患者に二次的に発症することもあるが、単独で発生することもある（主な異形体）。原因は不明だが、研究者は自己免疫が原因だと考えている。

豆知識　レイノー現象を患っている人は、健康な人と比べて、片頭痛が起こる可能性が四倍高いように見える。

他の出典

1　*Prevalence, risk factors and associations of primary Raynaud's phenomenon: systematic review and meta-analysis ofobservational studies.* Garner R et al. BMJ Open, 2015.

2　*An autoimmune basis for Raynaud's phenomenon: murine model and human disease.* Ascherman DP et al. Arthritis &Rheumatology, 2018.

反応性関節炎

どんな疾患か？　免疫システムが関節と腱を攻撃する。例えばサルモネラや赤痢菌といった腸内細菌や、クラミジアや淋病のような性病も含めて、あらゆる細菌感染がこの疾患を引き起こす。患者の約八〇パーセントにはHLA-B27の遺伝子がある。ほとんどの人は、この病気にかかっても数ヶ月以内に自然に治るが、慢性的な問題を抱える人も少数いる。

豆知識　ハンス・ライターが一九一六年に初めてこの病気について報告した。そのため当時はライター症候群と呼ばれていた。彼は後にブッヘンヴァルト強制収容所で医学実験を行ったかどで、戦争犯罪で有罪判決を受けた。それ以来、ライター症候群という呼び名はあまり一般的ではなくなっている。

再発性多発軟骨炎

どんな疾患か?　軟骨炎は、軟骨の炎症を意味する。この症状は、外耳、鼻、および気道で起こることが多い。関節痛を伴うことが一般的である。原因は不明だが、自己免疫反応が深く関係していると思われる。患者の三人に一人は、他の自己免疫疾患も患っている。定期的に発病を繰り返し、時間とともに悪化して行く。視覚および聴覚障害、バランスの低下および、心肺の疾患を引き起こす可能性がある。この疾患は生命に関わる可能性があるが、患者の三人に二人が、診断を受けてから五年後も生存している。

豆知識　この病気に関連した死亡例のほぼ半分は、呼吸器の合併症によるものである。

リウマチ熱

どんな疾患か?　別名は炎症性リウマチ。関節、心臓、血管、中枢神経系、皮膚に発生する炎症性疾患である。連鎖球菌感染後、免疫システムが健康な組織と連鎖球菌を混同した時に発生する。通常、治療によって数週間以内に症状は消える。多くの場合、心臓弁膜が攻撃され、リウマチ性心疾患へと進行する。そうなると、生命に関わる恐れがある。先進国では衛生状態と抗生物質の使用が良好なため非常にまれだが、発展途上国では年間約三〇万人の死亡例がある。

豆知識　世界規模では、毎年約四七万人の新しい症例の診断が下る。約六〇パーセントがリウマチ性心疾患を発症し、一五〇〇万人がこのような心臓の疾患を抱えて生活している。

混合性結合組織病（ＭＣＴＤ）

どんな疾患か？　自己免疫反応が原因と思われる結合組織の炎症性疾患である。患者は組織が固く硬直する線維症を発症する

一般的な症状は、関節痛、疲労、手の腫れ、レイノー現象、肺疾患である。ほとんどの人は病気を抱えながらも普通の生活を送っている。中には心肺に深刻な合併症を患う人もいる。

豆知識　病気が時間とともに変化するため、診断に時間がかかる場合がある。あるノルウェーの研究では、最初の症状から診断までに平均で三・六年間がかかったことが報告されている。

サルコイドーシス

どんな疾患か？　特に肺に作用をおよぼす炎症性疾患である。肉芽腫として知られるしこりができる。神経系や心臓も影響を受ける。原因は不明だが、自己免疫が深く関係していると思われる。ほとんどの場合、この病気は自然に消えるが、最悪の場合は生命に関わる。世界の中で、スカンジナビアは、人口との比率で見ると、新しい症例が最も多い地域である。

豆知識　二〇〇一年九月一一日のテロ攻撃の後、世界貿易センターのがれきを片付けた人達は、サルコイドーシスを患うリスクが増加している。研究者は長い間、建設業、鉱業、農業など、特定の職業グループにリスクが高いことを疑っていた。

シェーグレン症候群

どんな疾患か？　免疫システムが体の腺を攻撃し、特に涙腺と唾液腺の炎症を引き起こす。人口の〇・五－一・五パーセントに発生し、一〇人中九人が女性である。ドライアイとドライマウスを含むさまざまな症状が発生する。唾液分泌の減少は、歯の損傷のリスクの増加につながり、多くの場合、最初にこの病気を発見するのは

歯科医。ほとんどの場合、それほどひどい症状にはならない。
豆知識　この症状は、関節リウマチや全身性エリテマトーデスといった複数の自己免疫疾患と密接に関連している。

強膜炎

どんな疾患か？　強膜とは眼球の外層を形成する白い膜である。強膜炎とは強膜に対する自己免疫攻撃の一つであり、炎症を引き起こす。片眼または両眼に生じる。多くの場合、関節リウマチや血管炎など他の自己免疫疾患と関連して発生する。症状は痛みと眼の充血である。予後は、自然に治る場合から恒久的な視覚障害が残る場合までさまざまだ。
豆知識　患者の三分の二は、高用量のコルチコステロイドの療法を必要とする。
上強膜炎　目の強膜の頂上にある透明層である上強膜の炎症。強膜よりもはるかに一般的だが、この症状は数週間以内に自然と消えることが多い。原因は不明だが、これについても自己免疫反応が関わっている疑いがある。

スザック症候群

どんな疾患か？　脳、目、内耳の微小血管に発生する。原因は不明だが、自己免疫反応に関係していると思われる。一般的な症状としては、視力の低下および聴覚障害、頭痛、歩行困難、記憶障害および錯乱がある。ほとんどの人は治療によって回復するが、一部の人は神経学的損傷、恒久的な視力低下または難聴を患うことがある。
豆知識　女性患者の五パーセントに、妊娠にあるいは出産直後と関連してこの症状が発生する。
他の出典　*Characteristics of Susac syndrome: a review of all reported cases.* Dörr J. et al. Nature Reviews Neurology, 2013.

視神経炎

どんな疾患か？　免疫システムが、網膜から脳へつながっている視神経の周囲の絶縁体を攻撃する。多くの場合、多発性硬化症または視神経脊髄炎と一緒に発生するが、単独で発生することもある。数時間から数日間のうちに、眼の痛みと圧痛を伴い視力低下が生じる、片目のみの場合が多い。通常、この症状は治療を受けなくても改善する。患者一〇人のうち九人以上が正常な視力を取り戻す。

豆知識　視神経の炎症は、ＭＳの最初の兆候の可能性がある。全女性患者の七五パーセント程度及び、男性患者の三五パーセントは後にＭＳと診断される。

全身性エリテマトーデス（ＳＬＥ）

どんな疾患か？　免疫システムが、結合組織や他の組織を攻撃し、炎症を引き起こす。全身に発生する可能性があるが、皮膚、関節、腎臓、血液、神経系に発生することが最も多い。発生率は国によって異なるが、一部の地域では一〇〇〇人に一人程度の割合で発生する。典型的な症状は、顔にできる赤い蝶型の発疹、関節痛及び発熱である。症状はさまざまであり、体調は良い時と悪い時とを繰り返す。治療のおかげで多くの人が比較的ふつうの生活を送ることができるが、重症化して生命に関わる状態になることもある。

豆知識　ループスはラテン語でオオカミを意味する。この用語は数百年前から用いられており、顔の激しい発疹がオオカミにかまれたように見えるため、その名前が使われてきた。

他の種類のループス　最も知られているのは、全身性エリテマトーデスだが、別の種類のループスもある。薬物のせいで発症するループスは、薬物をやめると症状もなくなる。別の種類は、主に皮膚に発生する円板状エリテマトーデスである。

全身性硬化症（強皮症）

どんな疾患か？　免疫システムが結合組織を攻撃し、皮膚、血管および内臓の結合組織の硬化を引き起こす。皮膚が硬く厚くなり、血管が詰まると臓器不全が発生する可能性がある。予後はさまざまで、数年間にわたり軽く安定した状態でいたかと思えば、急速に悪化して生命を奪うこともある。重症例では、幹細胞移植が試験的に行われてきた。結果は有望ではあるが、処置と関連し深刻なリスクが伴う。

豆知識　強皮症（scleroderma stems）という言葉はギリシャ語に由来し、硬い肌を意味する。他のタイプの強皮症：クレスト症候群は全身性硬化症の軽度のタイプであり、限局性強皮症（皮膚の限局性硬化）は皮膚に限定して発症するタイプである。

側頭動脈炎／巨細胞性動脈炎

どんな疾患か？　片側の側頭動脈および頭頸部の他の動脈に作用する血管の炎症である。この症状はリウマチ性多発性筋痛症と関連して発生することが多い。実際には同じ疾患に二つのタイプがあるのではないかといった議論もある。五〇歳未満ではめったに発生せず、七〇歳以上の高齢者での発生が最も多い。視力低下、頭痛、顎の痛みが典型的な症状である。コルチコステロイドによる治療で、ほとんどの人は完全に回復するが、人によっては永久的な視覚障害を負う可能性がある。

豆知識　治療を受けなかった場合、予後は良いとはいえない。その場合、この病気は失明につながり、最悪の場合心臓発作や脳卒中による死に至る可能性もある。

トロサ・ハント症候群

どんな疾患か？　片方の目の後ろに激しい痛みが起きる。目の筋肉が麻痺することもある。原因は不明だが、前述の部分が炎症を起こし、目の筋肉を制御する神経に圧力をかける。研究者によっては、原因は自己免疫反応であると考えている。症状は数週間で自然になくなることがよくある。コルチゾン治療により、症状は二－三日以内に消える。患者の約半数に再発する。

豆知識　この症状は一九五四年に、初めて報告された。その数年後、医師はこれらの患者に対するコルチゾンの魔法のような効果を発見した。これは、診断が正しいことを示す確実な兆候である。

横断性脊髄炎

どんな疾患か？　脊髄の炎症である。多くの場合、脚や時には腕の突発的な筋脱力、失禁、腰痛、感覚喪失から始まる。他の自己免疫疾患と一緒に発生することもあるが、単独での発生もある。その場合は何らかの感染の後、発生することが多い。原因は不明だが、自己免疫が疑われており、タンパク質に対する自己抗体が神経系で発見されている。患者の三分の一が回復し、三分の一には軽度の後遺症が残り、三分の一に永続的な運動脱力及び筋痙縮といった深刻な合併症が残る。

豆知識　横断という用語は、患者が症状について、上半身を帯が横切っていて、帯から下の部分は感覚が麻痺し衰弱しているような感じだと説明したことに由来している。

他の出典　*Transverse Myelitis Fact sheet.* National Institute of Neurological Disorders and Stroke.

未分化結合組織疾患（ＵＣＴＤ）

どんな疾患か？　患者には自己免疫性結合組織疾患の症状があるが、例えばSLEまたは強皮症といった知られている類似の種類の病気の基準を満たしていない。多くの場合、他の結合組織病よりも症状は軽度だが、ＵＴＣＤに関連するでも生命に関わる合併症が発生する可能性がある。

豆知識　患者の二〇－四〇パーセントは暫定的な診断を受け、後でより具体的な診断を受けることになる。

潰瘍性大腸炎

どんな疾患か？　大腸の炎症性疾患である。クローン病と同じように、炎症性腸疾患（ＩＢＤ）の総称に含まれる。西洋諸国では一〇〇〇人にひとりが潰瘍性大腸炎にかかっている。患者は、悪化したり好転したりといった時期を体験する。胃痛や血の混じった下痢が一般的な症状だが、患者の半数は、もっと症状が軽い。重篤な場合、大腸を切除することもある。患者の四人に一人は、関節炎、眼炎、発疹、肝臓病など消化管以外の場所に症状が現れる。

豆知識　潰瘍性大腸炎の患者は、腸癌になるリスクが高い。

血管炎

どんな疾患か？　免疫システムが血管を攻撃し、炎症と循環不全を引き起こす。全身の血管で発症する可能性がある。また川崎病、好酸球性多発血管炎性肉芽腫症（チャーグ・ストラウス症候群）、多発血管炎性肉芽腫症（ウェゲナー肉芽腫症）、ベーチェット病など、血管炎にはいくつかのサブグループがある。子どものみに影響を与えるタイプもあれば、高齢者にのみ影響を与えるタイプもある。症状の継続が短期の場合もあれば、生涯続く場合もある。ほとんどのケースは治療によりコントロールできるようになるが、生命を脅かす状態になることもある。

豆知識　血管炎は、動脈と静脈の両方に影響を与える可能性があり、影響を受ける血管のサイズによって分類される。大動脈も攻撃されうる。

白斑

どんな疾患か？　皮膚に白い斑点が現れる皮膚疾患。皮膚の色素を生成する細胞が消失する。研究者は、自己免疫がこれらの細胞を攻撃していると考えている。人口の一－二パーセントが発症する。１型糖尿病や甲状腺機能低下症などの自己免疫疾患にともない発生する場合が多い。この状態は、主に容姿の悩みとなるが、症状の程度によっては深刻な問題となりうる。

豆知識　白斑には、皮膚の八〇パーセント以上が一年以内に色素を失うという、非常に攻撃的な変種がある。

フォークト・小柳・原田病

どんな疾患か？　目の色素沈着部分をおかしていく炎症性疾患。また、中枢神経系、中耳、皮膚でも異変を起こす可能性がある。アジアおよび南アメリカでの発症が一般的である。原因は不明だが、自己免疫反応が関与していると考えられる。この病気の進行状態はさまざまだが、永続的な視力障害を引き起こすこともある。コルチコステロイドによる早期治療が重要である。

豆知識　この病気の複雑な名前の由来は、一九〇六年にフォークト、一九二九年に小柳、一九二六年に原田によって、それぞれ異なる症状として記録されたことによる。その後、病名が合併した。

他の出典　「フォークト・小柳・原田病」ノルウェー医師会ジャーナル、二〇〇五年。

環境要因について、わかっていること

遺伝因子＋引き金となる環境因子＝自己免疫疾患。たとえばセリアック病の遺伝因子を持つ人は、グルテンを食べたときにのみこの病気にかかる。特定の病気の直接原因だと証明されている環境因子の数はわずかだが、多くの場合そのインパクトは大きく、いくつかの病気を重症化する。だが、この調査は困難なので、確実なことはまだわかっていない。

グルテン
グルテンは環境因子の典型で、セリアック病という自己免疫疾患の原因となる。免疫システムがグルテンに異常反応し、小腸内の腸絨毛を攻撃するようになる。

医薬品
医薬品は自己免疫疾患の原因となりうる。代表的な疾患は薬剤誘発性ループス（DILE）で、心臓または血圧の医薬品が誘発因子となることが多い。患者が該当薬の服用をやめると病気は治まる。

喫煙
ある種の遺伝因子を持つ人々にとって、関節リウマチを確実に発症させる危険因子。また、多発性硬化症、全身性エリテマトーデス、甲状腺炎、グレーブス病、クローン病のリスクも増加させると考えられている。

感染症

数十年にわたり、ウイルス、バクテリア、寄生虫は、自己免疫疾患の引き金となる主要因だと疑われてきた。しかし、その関連性はほとんど不明である。A群レンサ球菌は、リウマチ熱などの自己免疫疾患を引き起こす。伝染性単核症の原因であるエプスタインバーウイルス（EBV）も、いくつかの疾患に関連している。

化学物質

私たちは毎日、食品、化粧品、洗剤、プラスチック製品などを通じて、多くの化学物質にさらされている。これに関する研究はほとんどなく、不明な点が多い。シリカ、アスベストおよび工業用溶剤は、一部の自己免疫疾患のリスクを高めるようである。染毛剤やマニキュアに使用される製品も研究されているが、はっきりしたことはわかっていない。

電離放射線

癌の治療とレントゲン写真に使用されている。放射線療法は、自己免疫性甲状腺炎を発症する可能性を高めると言われている。スウェーデンの研究では、職場でそのような放射線に被曝した人は、MS（多発性硬化症）を発症するリスクが四倍高いとされている。多くの点が不明のままである。

紫外線（UV）放射

日光に含まれる。赤道から遠ざかるほど、MS発症のリスクが高まる。多くの研究では、日光を浴びるとMSの発症が防げること、そして思春期前に浴びた日光の量が重要かもしれないことを示している。いくつかの研究では、1型糖尿病、関節リウマチ、血管炎との関連も発見されている。日光はビタミンDの重要な供給源であり、一部の自己免疫疾患、とくに多発性硬化症を予防する可能性がある。

食事

自己免疫疾患は、裕福な西側諸国で発症例が多い。食事は危険因子になりえるが、研究結果はさまざまであり、不明な点が多い。昔から知られていることの一つは、断食――一定期間食べないこと――が関節リウマチの改善をもたらす可能性があるということ。

肥満

関節リウマチ、全身性エリテマトーデス（ＳＬＥ）、乾癬、多発性硬化症などの発症可能性を高めるようである。

ホルモン誘導物質

ホルモン系に影響を与える化学物質、特にエストロゲン。プラスチック製品、洗剤、食品、塗料などに含まれている。世界保健機関（ＷＨＯ）の報告書は、そのような物質が免疫疾患を発症させる可能性が考えられるとしている。

ストレス

多くの研究が、精神的ストレスが心血管疾患や精神疾患の発症可能性を高めることを示している。免疫システムも影響を受け、慢性的なストレスがあると炎症がコントロールできなくなることがある。ストレスは、自己免疫疾患の病状を悪化させることがある。また、ある研究によると、アフガニスタンとイラクでの任期後に心的外傷後ストレス障害に苦しむアメリカ人兵士の間で、自己免疫疾患のリスクが増加した。

トラウマ

アメリカの大規模なＡＣＥ（子ども時代の虐待体験）研究によると、小児期にトラウマを経験した人は、成人になってから自己免疫疾患を発症するリスクの他に、心血管疾患、肝臓疾患、うつ病にかかるリスクが増加する。別の研究は、小児期のトラウマを経験した人は、成人になってから身体に炎症が起こりやすいと報じている。

出典

二〇一〇年、環境要因と自己免疫疾患の研究に関する専門家会議が行われた。以下は最も主要な出典である。

- *Epidemiology of Environmental Exposures and Human Autoimmune Diseases: Findings from a National Institute of Environmental Health Sciences Expert Panel Workshop*. Miller FW et al. Journal of Autoimmunity, 2012.
- *Sex-specific environmental influences on the development of autoimmune diseases*. Tiniakou E et al. Clinical Immunology, 2013.
- *Human autoimmune diseases: a comprehensive update*. Wang L et al. Journal of Internal Medicine, 2015.
- *The role of infections in autoimmune disease*. Ercolini AM et al. Clinical & Experimental Immunology, 2009.
- *Role of «Western diet» in inflammatory autoimmune diseases*. Manzel A et al. Current Allergy and Asthma Reports, 2015.
- *Obesity in autoimmune diseases: not a passive bystander*.Versini M et al. Autoimmunity Reviews, 2014.
- *State of the science of endocrine disrupting chemicals*. Bergman Å et al. WHO-rapport, 2012.
- *The role of environmental estrogens and autoimmunity*. Chighizola C et al. Autoimmunity Reviews, 2012.
- *Cumulative childhood stress and autoimmune diseases in adults*. Dube SR et al. Psychosomatic medicine, 2009.
- *Childhood maltreatment predicts adult inflammation in a life-course study*. Danese A et al. Proceedings of the National Academies of Science, 2007.
- *Chronic stress, glucocorticoid receptor resistance, inflammation, and disease risk*. Cohen S et al. Proceedings of the National

Academies of Science, 2012.
- *Psychological stress and disease.* Cohen S et al. JAMA, 2007.
- *Elevated risk for autoimmune disorders in Iraq and Afghanistan veterans with posttraumatic stress disorder.* O'Donovan A et al. Biological Psychiatry, 2015.

免疫システムを抑制する薬剤

グルココルチコイド
ホルモンのコルチゾールに類似した合成ホルモン。身体のコルチゾール生成量よりもはるかに高用量で投与されることがある。一般的にはコルチゾンという名称がよく使われる。錠剤、クリーム、吸入器、注射器など、さまざまな形で使用される。

メトトレキサート
この化学療法薬剤がどのように自己免疫疾患を不活発にするのかは、まだ不明である。T細胞を阻害し、一部のサイトカインの生成を減少させる。自己免疫疾患の治療では、低用量が長期にわたって投与さる。また、がん治療では高用量でよく使用される。

その他の化学療法剤
シクロホスファミド、アザチオプリン、およびミコフェノール酸塩がその例である。メトトレキサートよりもはるかに低量で使用される。

抗TNF（TNF阻害剤）
炎症反応における中心的なシグナル分子であるサイトカインTNF－αを阻害する。メトトレキサートと組み合わせて使用されることが多い。

IL阻害剤
インターロイキン（IL）は、免疫システム内のシグナル分子。IL阻害剤は、IL-1、IL-6、IL-12、IL-17、IL-23などのさまざまなインターロイキンを阻害する。抗TNFおよびメトトレキサートの効果がほとんどない患者に処方されることが多い。

オレンシア
T細胞の機能に影響を与える。抗TNFおよびメトトレキサートの効果がほとんどない患者に処方されることが多い。

B細胞枯渇療法
免疫システムのB細胞（抗体産生細胞）の数を減らす。最も一般的な薬はリツキシマブである。

JAK阻害剤
ヤヌスキナーゼ（JAK）酵素を阻害することにより、免疫システムのシグナル伝達経路をブロックする。関節リウマチなどで使用される比較的新しい治療法。

スルファサラジン
炎症を抑制し、抗菌剤として作用する。以前ほど使用されなくなった古い薬。

レフルノミド
ある種の酵素を阻害し、特定の免疫細胞（リンパ球）の産生を低下させ、免疫反応を弱める。

マラリア治療薬
免疫反応を抑制する。全身性エリテマトーデス（SLE）や関節リウマチなどの自己免疫疾患で使用される。

シクロスポリン
IL-2の産生とT細胞の成長を阻害する。同種移植片拒絶反応を防ぐためにも使用される。

金（ゴールド）
以前は関節リウマチの治療に広く使用されていた。作用のメカニズムは不明のまま。現在でもごくまれに使用される。

免疫システムに影響するその他の治療

静脈内免疫グロブリン（IVIG）療法
免疫グロブリンは抗体である。患者には、健康な献血者から採取した抗体が投与される。いくつかの自己免疫疾患の予防に役立つ。

血漿交換
病院で行われる血液浄化の一種。血球と血漿（流体）を分離し、病気の原因物質を含む血漿を廃棄して、それと同量の健常な人の血漿を入れる。これにより、血液から有害な抗体を除去できる。

造血幹細胞移植

二つのタイプがある。ひとつめは、骨髄内の幹細胞を破壊し、次にドナーから新しいものを移植すること。ふたつめは、患者から幹細胞を採取し、機能不全の免疫細胞を除去した後にそれらを再注入すること（自家造血幹細胞移植）。簡単に言うと、新しい免疫システムが作成される。

日本語版へのあとがき

日本の読者の皆様へ。この本をお手にとってくださって、ありがとうございます。この本により皆様が免疫システムと性ホルモンシステムの謎についての理解を深めてくださいましたら、大変うれしく思います。免疫システムが本来守るはずの身体に誤って攻撃をしかけてしまうさまざまな疾患を、私は研究しています。この研究をめぐる、私の個人的な体験をも、お伝えできたらと思います。

私にとって、日本文化はとても魅力的です。私の印象では、勤勉で、礼儀正しく、相手を重んじる、それが日本の文化です。これまで話したことのある日本の研究者は、どなたも自分の仕事にプライドを持っていて、他の国とは比べ物にならないくらい、物事の背景を入念に調査してらっしゃいます。

本書執筆の原動力となったのは愛情です。母への愛と、学問への愛のために書きました。どうぞ皆様が、この本をお楽しみくださいますように。

アニータ・コース

訳者あとがき

アニータ・スリ・コースは一九七九年にリバプールに生まれました。アニータ自身はイギリス人ですが、本書はノルウェー人ジャーナリストのヨルゲン・イェルスター氏との共著という形で、ノルウェー語で書かれています。原題をMAMMA ER EN GÅTE Når kroppen angriper seg selv『お母さんは謎身体が自らを攻撃する時』といいます。

アニータは、一三歳の頃にお母さんを関節リウマチという免疫疾患で亡くしており、その体験から関節リウマチを研究する道へと進みました。

自分の周りにいる、免疫疾患の患者さんたちの苦しみを少しでも楽にしたい。そんな想いでリバプール大学にて優等で医学の学位を取得し、関節リウマチとこの疾患に効く医薬の研究に取り組みます。二〇一五年にはオスロ大学で博士号を取得しました。アニータは、大勢の患者さんたちから病気の経緯を聞き、何が免疫疾患の発症のきっかけとなっているのかを必死に突き止めようとします。

彼女は関節リウマチにかかる患者さんの多くが出産後や閉経後の女性であることに注目し、エストロゲンといった性ホルモンに最も興味を持っていました。ところがホルモン研究所との電話によって、黄体形成ホルモンと卵胞刺激ホルモンの計測をすることに決めます。その計測結果からこの二種類のホルモンの値が上がると、関節リウマチの炎症を引き起こすサイトカインの量も増えることに気が付きます。この発見が、アニータの研究に突破口をもたらしました。

本書はアニータが医薬の開発に取り組む様子を語り、さらに免疫細胞の働きをふつうの人々にも理解できるような平易な言葉で伝えています。

それはまるで、少女アニータが最先端の研究を行う医学者へと成長する物語と、身体の内部で起こる免疫細胞たちが細菌やウィルスと繰り広げる戦いの物語が、並行して進んでいるかのようです。

このふたつの物語が組み合わさると、語り手のアニータさんによって関節リウマチの謎が解き明かされていく、一種のミステリー《謎解き》のような雰囲気をかもし出します。本書は学術書とも、伝記とも違う、一種の医療ミステリーとさえ言えるかもしれません。

アニータは、この瞬間にも遠いノルウェーのベタニエン病院で、関節リウマチの謎を解き明かし、この病気で苦しむ人々が少しでも楽になるように研究を続けています。

私は、二〇一八年の秋にオスロ市にあるカペレンダム社という、本の版権の仲介をする会社を訪ねた時に、この本に出会いました。カペレンダム社のエージェントがまっさきに紹介してくださったのがこの本でした。本書『自己免疫疾患の謎』の内容を聞いて、なんとかしてこの本を日本で紹介したいという思いが湧き上がってきました。第一の理由は、その頃ちょうど私自身の母親が、間質性肺炎で入院していたことでした。間質性肺炎は、アニータによると明確には自己免疫疾患かどうかは分からないそうですが、その疑いが強い病気です。本書が出版されることで、より多くの人が免疫疾患に興味を覚えてくださったら、研究がさらに進むのではないかと考えました。またアニータさん同様、私自身も医者の娘であることから、彼女の境遇に強い親近感を覚えました。最先端の研究をする女性に、単なる語学好きの翻訳者が親近感を覚えるなんておこがましいかもしれませんが……。

第二の理由は、アニータの研究に日本の会社や日本の人々が関わっていたことです。アニータの研究を最高額のライセンス契約したのは、日本の製薬会社、アステラス製薬株式会社でした。残念ながら同社がその後、どのように研究を続けるのかは守秘義務事項があるため知ることはできませんでした。さらにアニータさんの研究にも多いに関わる黄体形成ホルモン放出因子の構造分析、測定、構造の解析を担当したのはアンドルー・シャリーの下に集められた日本人化学者チーム、有村章氏、馬場義彦氏、松尾寿之氏です。この三人の化学者たちの勤勉さ、博識、緻密な論理性が放出因子の解明に多いに貢献したことを考えると、シャリー氏にとって、彼らはまさに、知識の贈り物を持ってきてくれた「東方の三博士」だったのではないかと、余計な想像を巡らせてしまいます。

なお本書の翻訳は中村冬美、羽根由のふたりで行いました。序章から「ゴミのコンテナに頭をつっこんで」までと出典および自己免疫疾患概要部分の冒頭から未分化結合組織疾患（UCTD）までの翻訳を中村が、「実験」から終章までおよび自己免疫疾患部分概要部分の潰瘍性大腸炎から本書の最後まで、そして「モノトーンの夢は去って」の冒頭にあるボブ・ディランの歌詞の翻訳を羽根が担当しました。

本書の翻訳については私の友人で翻訳者仲間である、ジャック・アンドリュース・ローケンさん、リセ・スコウさん、ウルリカ柚井さんが原語の単語の発音を教えてくれ、文章のニュアンスをどのように日本語で表現するかといった相談にのってくれました。本書の医学的な部分は私の父であり、東海大学医学部名誉教授の今井望が丁寧にチェックをし、解説を入れてくれました。このような人々の手助けがなかったら、医学的専門用語がたくさん出てくる本書の翻訳を半年で終えることは難しかったと思います。皆様ありがとうございました。

また本書の出版を決めてくださり、私のつたない日本語を訂正してくださった青土社の篠原一平さん、前田理沙さん、豊岡愛美さんにもお礼を伝えたく存じます。

アニータ・コースのような真剣に研究に取り組む人々の発見が、今疾患を持っている人々の治療と治癒につながり、また回復へとつながることを心から願っております。

中村冬美

自己免疫疾患の謎

2019月 11月 25日 第1刷印刷
2019年 12月 5 日 第1刷発行

著者——アニータ・コース＋ヨルゲン・イェルスター
訳者——中村冬美＋羽根 由

発行者——清水一人
発行所——青土社

〒101-0051　東京都千代田区神田神保町 1-29　市瀬ビル
［電話］03-3291-9831（編集）　03-3294-7829（営業）
［振替］00190-7-192955

組版——フレックスアート
印刷・製本——ディグ

装幀——松田行正

ISBN978-4-7917-7231-5 C0023
Printed in Japan